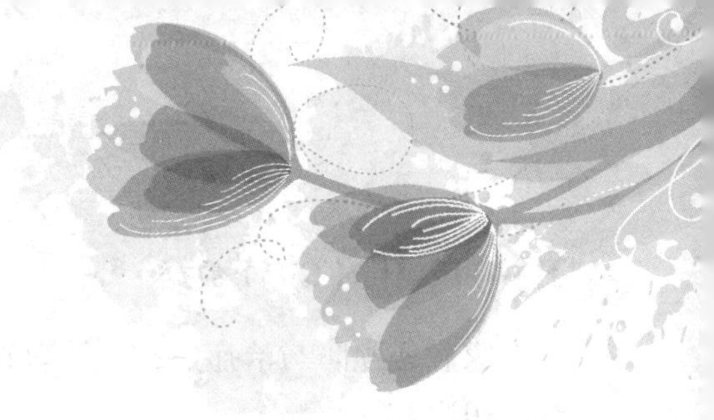

专家教您预防与治疗焦虑症

ZHUANJIA JIAONIN YUFANG YU ZHILIAO JIAOLYUZHENG

主 编 曹理璞 余 宏

中国科学技术出版社

·北 京·

图书在版编目（CIP）数据

专家教您预防与治疗焦虑症 / 曹理璞，余宏主编. —北京：中国科学技术出版社，2017.12

ISBN 978-7-5046-7649-8

Ⅰ. ①专… Ⅱ. ①曹… ②余… Ⅲ. ①焦虑—防治 Ⅳ. ①R749.7

中国版本图书馆CIP数据核字（2017）第207168号

策划编辑 崔晓荣
责任编辑 黄维佳
装帧设计 鸿城时代
责任印制 马宇晨

出　　版 中国科学技术出版社
发　　行 中国科学技术出版社发行部
地　　址 北京市海淀区中关村南大街16号
邮　　编 100081
发行电话 010-62173865
传　　真 010-62173081
网　　址 http://www.cspbooks.com.cn

开　　本 720mm×1000mm 1/16
字　　数 190千字
印　　张 11.25
版　　次 2017年12月第1版
印　　次 2017年12月第1次印刷
印　　刷 北京盛通印刷股份有限公司
书　　号 ISBN 978-7-5046-7649-8/R·2089
定　　价 28.00元

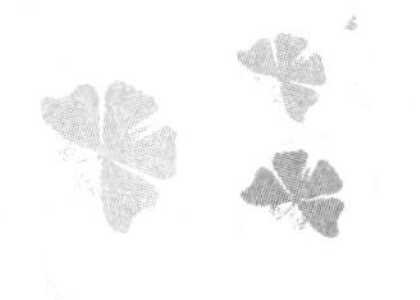

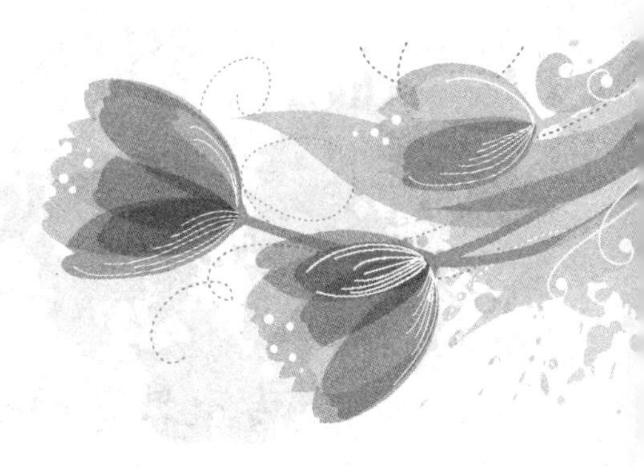

内容提要

本书以专家答疑形式介绍了焦虑症的病因、临床表现和诊断知识，从起居养生、合理饮食、运动健身、心理调适等方面详细而通俗地阐述了疾病防治，最后重点解读了西医和中医学的治疗方法，强调预防保健的重要性。本书着重选答患者经常询问医师的问题，为读者提供可靠、实用的防病治病知识，适合焦虑症患者及家属阅读参考。

《专家教您预防与治疗焦虑症》编委会

主　编　曹理璞　余　宏

副主编　谢英彪　许月红　单红芳

编　者　卢　岗　周明飞　黄志坚

刘欢团　彭伟明　史兰君

陈泓静　虞丽相　谢晓枫

谢佑宁　宋　健　赵　杨

范刚启

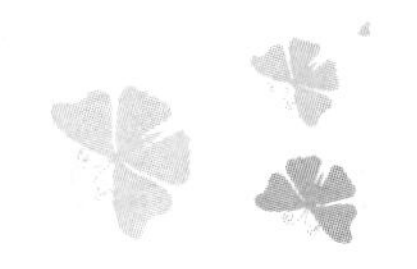

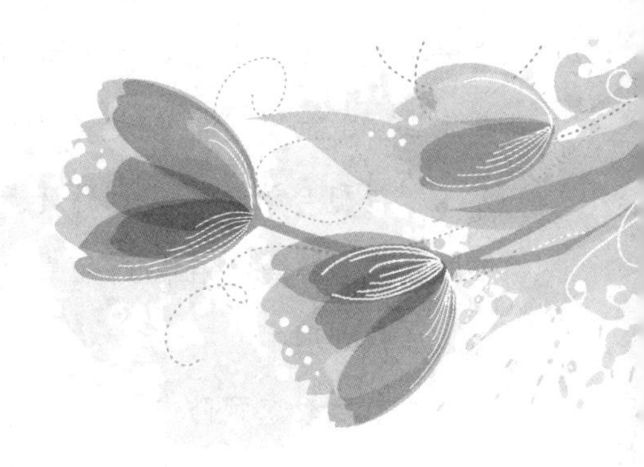

前　言

焦虑症是神经症这一大类疾病中最常见的一种，以焦虑情绪体验为主要特征。可分为广泛性焦虑和急性焦虑发作两种形式。焦虑症是一种普遍的心理障碍，在女性中的发病率比男性要高。流行病学研究表明城市人口中大约有4.1%到6.6%在他们的一生中会得焦虑症。

焦虑症患者充满了过度的、长久的、模糊的焦虑和担心，这些担心和焦虑却没有一个明确的原因。虽然，这些担心、焦虑与正常的、由现实危机引起的担心、焦虑很相象。比如，他们会成天为家里的经济情况而担忧，即使他们的银行帐户上的存款远远超过了六位数；或者他们会成天为自己孩子的安全担心，生怕他在学校里出了什么事；更多的时候他们自己也不知道为了什么，就是感到极度的焦虑。

焦虑症的病因目前尚不明确，可能与遗传因素、个性特点、认知过程、不良生活事件、生化、躯体疾病等均有关系。任何年龄的人群都有可能患焦虑症。性格比较自卑，面对问题缺乏技巧的人更容易得病。人际关系、婚姻关系紧张，经常酗酒，长期滥用药物，经济条件差等也会使得病的机会增加。

有些焦虑症患者往往认为自己可能得了某种疾病，到处看病，反复做各种检查和接受不恰当治疗，害怕出门，担心疾病发作。有些患者不能面对各种社交场合，失去朋友，丧失工作升迁的机会。因此焦虑症往往严重影响家庭关系、社交能力，慢性焦虑症可以导致功能性残疾。

对焦虑症患者的关心要保持在正常范围内，不要过度的关心患者。要让焦虑症患者做一些力所能及的事情，可以转移焦虑症患者的注意力。有些焦虑症患者的病情可能会反复发作，焦虑症患者家属要在患者面前表现出有信心，积极配合治疗。抗焦虑药若大量服用会有一定的危险性，因此药物要由焦虑症患者保管。在焦虑症患者发作时，可采用分散其注意力的方法缓解症状，加强心理呵护。

《专家教您预防与治疗焦虑症》一书从焦虑症的基础知识谈起，详细介绍了起居养生、合理饮食、经常运动、心理调适对防治焦虑症的作用，重点讲述了焦虑症的中、西药疗法，最后强调了预防焦虑症的重要性。

作者衷心希望这本小册子能成为焦虑症患者恢复健康的好帮手。

编　者

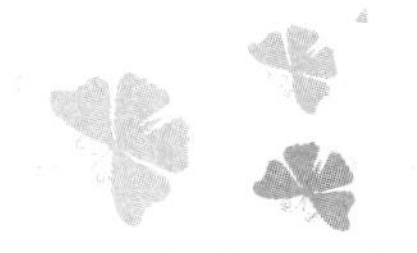
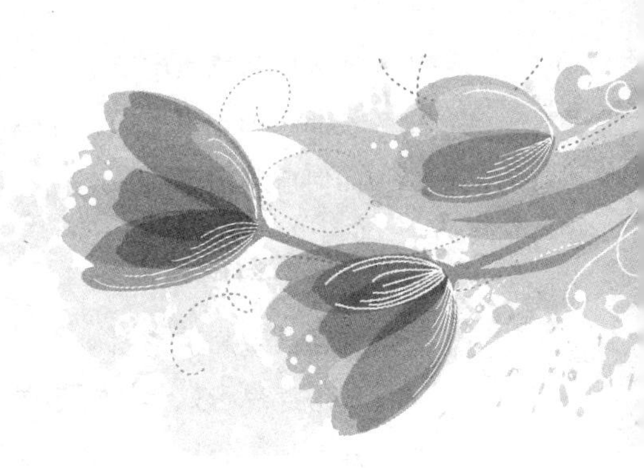

目　录

一、看清焦虑症的真面目……1

1. 什么是焦虑……1
2. 什么是病理性焦虑……2
3. 什么是焦虑症……4
4. 焦虑和抑郁之间有什么关系……5
5. 焦虑是如何分类的……6
6. 焦虑症会有哪些表现……6
7. 焦虑与焦虑障碍、焦虑症的区别是什么……7
8. 焦虑症给社会带来了什么……8
9. 什么是广泛性焦虑症……9
10. 广泛性焦虑症患者会有哪些表现……10
11. 广泛性焦虑症的诊断标准有哪些……11
12. 什么是恐怖症……11
13. 什么是广场恐怖症……12
14. 什么是社交恐怖症……13
15. 什么是单纯恐怖症……14
16. 什么是儿童焦虑症……15
17. 什么是儿童恐怖症……16
18. 焦虑会导致女孩身材矮小吗……17
19. 什么是女性焦虑症……17
20. 什么是老年期焦虑症……18
21. 什么是躯体疾病伴发焦虑症……19

22. 什么是信息焦虑综合征 …… 20
23. 长期压抑会患上焦虑症吗 …… 21
24. 如何自测焦虑症 …… 22

二、起居养生防治焦虑症 …… 24

25. 如何摆脱焦虑情绪 …… 24
26. 焦虑症患者如何注意起居 …… 25
27. 焦虑症患者日常生活中要注意什么 …… 26
28. 上班族如何缓解焦虑 …… 26
29. 高考前紧张焦虑怎么办 …… 27
30. 信息焦虑综合征患者如何自我调节 …… 27
31. 如何应对焦虑症引发的失眠 …… 28
32. 如何减轻孩子的焦虑 …… 29
33. 家属如何对待广泛性焦虑症患者 …… 31
34. 广泛性焦虑症患者如何护理 …… 32
35. 焦虑症患者惊恐发作如何护理 …… 32
36. 女性焦虑患者如何自我保健 …… 33
37. 老年期焦虑症患者如何护理 …… 34
38. 做梦可以减轻焦虑心理吗 …… 34
39. 焦虑症患者如何沐浴治疗 …… 35

三、合理饮食防治焦虑症 …… 38

40. 如何吃对食物赶走焦虑 …… 38
41. 压力大导致的焦虑症如何安排饮食 …… 39
42. 焦虑症患者有何饮食禁忌 …… 40
43. 不同证型的焦虑症患者如何辨证饮食 …… 40
44. 适合焦虑症患者的药膳有哪些 …… 41

四、经常运动防治焦虑症 …… 46

45. 有氧运动能减轻焦虑情绪吗 …… 46
46. 俯卧撑能缓解焦虑吗 …… 46
47. 焦虑症患者如何通过垂钓放松心情 …… 47
48. 焦虑症患者如何通过跳绳放松心情 …… 48

49. 焦虑症患者如何通过打太极拳放松心情……50
50. 焦虑症患者如何通过慢跑放松心情……50
51. 焦虑症患者如何通过瑜伽放松心情……51
52. 焦虑症患者如何通过静坐放松心情……52
53. 焦虑症患者还可以做哪些运动……56

五、心理调适防治焦虑症……59

54. 焦虑症如何心理治疗……59
55. 什么是支持性心理治疗……60
56. 什么是行为疗法……60
57. 焦虑症患者如何呼吸训练……61
58. 焦虑症患者如何松弛训练……62
59. 放松训练能减轻焦虑情绪吗……64
60. 焦虑症患者身体紧张时如何控制……64
61. 焦虑症患者如何行动放松……66
62. 焦虑症患者如何克服负性思维……67
63. 焦虑症患者的精神紧张如何控制……69
64. 焦虑症患者如何进行自我松弛治疗……70
65. 焦虑症患者如何使用暴露疗法……70
66. 什么是系统脱敏疗法……71
67. 什么是快速脱敏法……72
68. 什么是接触脱敏法……72
69. 什么是自动化脱敏法……73
70. 什么是满灌法……73
71. 焦虑症患者如何使用想象脱敏疗法……74
72. 焦虑症患者如何使用自我控制技术……75
73. 什么是焦虑症的认知疗法……75
74. 认知疗法对老年期焦虑症有何好处……77
75. 焦虑症患者如何进行认知行为治疗……78
76. 摆脱焦虑症的自我调试法有哪些……80
77. 什么是森田疗法……81
78. 生物反馈治疗对广泛性焦虑症有作用吗……84

79. 心理治疗对惊恐障碍的疗效如何……85
80. 女性焦虑症有哪些心理治疗……86
81. 如何对躯体疾病伴发焦虑症进行心理干预……86
82. 轻度焦虑症如何心理治疗……87
83. 焦虑症患者如何音乐治疗……88
84. 焦虑症患者如何调适性格……91
85. 如何面对分离焦虑的孩子……92
86. 如何改善孩子的分离焦虑……93

六、西医如何治疗焦虑症……95

87. 焦虑症如何药物治疗……95
88. 焦虑症如何选用三环类抗抑郁药……97
89. 焦虑症如何选用新抗抑郁药……101
90. 焦虑症如何选用选择性5-羟色胺再摄取抑制类药物……102
91. 焦虑症如何选用5-羟色胺受体拮抗药和再摄取抑制药……106
92. 焦虑症如何选用选择性5-羟色胺和去甲肾上腺素再摄取抑制药……107
93. 焦虑症如何选用可逆性单胺氧化酶A抑制药……108
94. 焦虑症如何选用不可逆性单胺氧化酶A抑制药……109
95. 焦虑症如何选用苯二氮䓬类药物……110
96. 焦虑症如何选用非苯二氮䓬类抗焦虑药物……111
97. 焦虑症如何选用抗组胺药……113
98. 焦虑症如何选用巴比妥类药物……113
99. 焦虑症如何选用抗精神病药物……114
100. 焦虑症如何选用β受体阻滞药……114
101. 焦虑症如何选用抗惊厥药……115
102. 焦虑症如何选用抗惊恐发作药……115
103. 焦虑症如何选用抗抽搐药物……118
104. 焦虑症如何选用草药制剂……118
105. 广泛性焦虑症如何药物治疗……119
106. 广泛性焦虑症需要服药多长时间……120
107. 广泛性焦虑症达到缓解的标准是什么……120
108. 惊恐障碍的治疗药物有哪些……121

109. 创伤后应激障碍的治疗中药物的作用如何 ……121
110. 女性焦虑症有哪些药物治疗 ……122
111. 如何药物治疗老年期焦虑症 ……123
112. 健康教育对老年期焦虑症有何好处 ……124
113. 哪些治疗躯体疾病的药物可能引发焦虑症 ……125
114. 惊恐障碍和抑郁障碍共病如何治疗 ……126
115. 老年焦虑症患者用药需注意什么 ……127
116. 妊娠期和哺乳期焦虑症患者用药需注意什么 ……127

七、中医治疗焦虑症 ……129

117. 中医如何认识焦虑症的 ……129
118. 中医如何辨证治疗焦虑症 ……130
119. 治疗焦虑症的中药方剂还有哪些 ……131
120. 治疗焦虑症的中成药有哪些 ……133
121. 治疗焦虑症的验方有哪些 ……133
122. 焦虑症患者如何对症选用验方 ……134
123. 焦虑症患者如何贴敷治疗 ……135
124. 焦虑症患者如何熏洗治疗 ……137
125. 焦虑症患者如何足浴治疗 ……139
126. 焦虑症患者如何按摩治疗 ……140
127. 焦虑症患者如何按摩头部穴位 ……141
128. 焦虑症患者如何按摩耳部穴位 ……142
129. 焦虑症患者如何按摩手部穴位 ……142
130. 焦虑症患者如何做足底按摩 ……143
131. 焦虑症患者如何做床上八段锦 ……144
132. 焦虑症患者如何做捏脊疗法 ……148
133. 焦虑症患者如何拔罐治疗 ……149
134. 焦虑症患者如何刮痧治疗 ……150
135. 焦虑症患者如何针刺治疗 ……151
136. 焦虑症患者如何耳针治疗 ……153
137. 焦虑症患者如何用电针刺法治疗 ……155
138. 焦虑症患者如何用刺络放血治疗 ……156

139. 焦虑症患者如何用皮肤针刺法治疗……156
140. 焦虑症患者如何艾灸治疗……157

八、如何预防焦虑症……159

141. 如何远离焦虑情绪……159
142. 日常生活中预防焦虑症的方法有哪些……160
143. 上班族节前如何预防焦虑发生……161
144. 身体无端疼痛时如何预防焦虑症……162
145. 如何避免婚前焦虑症……163
146. 准妈妈如何避免产前焦虑症……164
147. 如何防止创伤后应激障碍的发生……165
148. 如何预防女性焦虑症……166
149. 如何预防老年期焦虑症……166

一、看清焦虑症的真面目

1. 什么是焦虑

焦虑是人类在与环境做斗争及生存适应的过程中发展起来的基本人类情绪。焦虑与恐惧一样，都具有动机性后果。焦虑和恐惧这两个名词都来自日常生活语言和文学语言，因此不少心理学家认为其缺乏科学的准确性。一般来说，在心理学中通常把有明确对象的不安、担心和忧虑称为恐惧，而没有明确对象的恐惧就是焦虑。因此焦虑是根本找不到任何对象的恐惧。由此可见，焦虑是恐惧的一种特定类别。

焦虑与烦恼也不同。烦恼主要是对已经发生的事件而言，而焦虑是指向未来的。焦虑时有自主神经系统的功能激活，但也不同于应激，因为焦虑的主题是危险，当个体感觉到危险时就有焦虑产生，而应激可在各种内外刺激时发生，不管刺激性质是否具有危险或威胁性质，甚至愉快的事件也会产生应激。

由于人在焦虑时都能意识到自己处于焦虑状态，每个人都可以在主观中将焦虑同疼痛、悲哀、抑郁等痛苦体验区分开来。一个人可能不知道自己焦虑的原因，但他不可能不知道自己的焦虑情绪，不能体验到的焦虑实际上是根本不存在的。

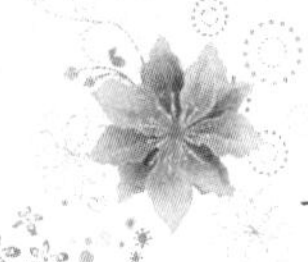

焦虑并不意味着都是有临床意义的病理情绪，在应激面前适度的焦虑具有积极的意义，它可以充分地调动身体各脏器的技能，适度提高大脑的反应速度和警觉性。只有具备某些病理性特征同时对正常的社会功能造成影响时，才成为病理性焦虑。

焦虑是最常见的一种情绪状态，比如快考试了，如果觉得自己没复习好，就会紧张担心，这就是焦虑。这时，通常会抓紧时间复习应考，积极去做能减轻焦虑的事情。这种焦虑是一种保护性反应，也称为生理性焦虑。当焦虑的严重程度和客观事件或处境明显不符，或者持续时间过长时，就变成了病理性焦虑，称为焦虑症状，符合相关诊断标准的话，就会诊断为焦虑症（也称为焦虑障碍）。

研究表明，焦虑症与遗传因素、个性特点、不良事件、应激因素、躯体疾病等均有关系，这些因素会导致机体神经-内分泌系统出现紊乱，神经递质失衡，从而造成焦虑等症状的出现。焦虑症患者往往会有5-羟色胺、去甲肾上腺素等多种神经递质的失衡，而抗焦虑药可使失衡的神经递质趋向正常，从而使焦虑症状消失，情绪恢复正常。

研究发现，适度的焦虑有其积极作用。在大多数的情况下，焦虑的存在可以使人获得一种有利的机制和力量，可以避免危险或提高成功的概率。

2. 什么是病理性焦虑

焦虑过度，或焦虑而无明确的诱因及只有微弱的诱因时，就被视为是病理性焦虑。病态焦虑会使人长期处于与处境极不相称的痛苦的情绪体验之中，使人总是提心吊胆，被无名的恐惧、担心和忧虑所困扰；任何一个微小的事情都能使人做出最可怕的联想，如家人迟归会被想象为发生了车祸，工作中的小过失被夸大为会被革职的重大事故，就这样，在无名焦虑和预期焦虑的夹击下，受尽煎熬，自主神经系统也有可能出现严重紊乱，以至于经常出现心悸、头晕、浑身无力、胸闷等功能性障碍。

病理性焦虑是指持续地、无具体原因地感到紧张不安，或无现实依据地预感到灾难、威胁或大祸临头，伴有明显的自主神经功能紊乱及运动性不安，常常伴随主观痛苦感或社会功能受损。以上概念包括了以下基本特点：①焦虑情绪的强度并无现实的基础或与现实的威胁明显不相称；②焦虑导致精神痛苦和自我效能的下降，因此是一种非适应性的；③焦虑是相对持久的，并不随客观问题的解决而消失，常常与人格特征有关；④表现自主神经系统症状为特征的紧张的情绪状态，包括胸部不适、心悸、气短等；⑤预感到灾难或不幸的痛苦体验；⑥对预感到的威胁异常痛苦和害怕并感到缺乏应对的能力，甚至现实的适应因此而受影响。

焦虑是一种极普遍的情绪感受，是每个人由小到老都会有的经验。焦虑不一定就是不正常的反应，其实适当的焦虑不仅无须避免，反而可以促使个体表现得超出平常的水准。例如，人在紧张的状态下常可工作得更久，或在紧急时有跑得更快、力气更大的情形，俗话说“狗急跳墙”也是一例。因此我们可以了解到不是所有的焦虑表现都是病态的，也不是所有会焦虑的人都是有焦虑疾患的。

焦虑的症状有轻有重，也有形式不一样的表现，常见如颤抖、肌肉紧绷、坐立不安、战战兢兢、易受惊吓、烦躁、心悸、胸闷、冒冷汗、口干、头晕，严重的甚至强烈到以为自己要死掉或失控，像恐慌发作即是。一般说来，病态焦虑表现程度（强度、长度）超过情境刺激的程度许多；焦虑的程度达到明显影响个体的生活、社交、工作、人际等功能。所以，去除焦虑是重要的，不能长期焦虑，否则就会影响工作生活乃至我们的爱情和婚姻。

正常焦虑和异常焦虑的区别在于：①体验的持续时间长短及程度的深浅。正常焦虑持续时间较短，程度较浅；异常焦虑持续时间长，程度深。②焦虑的产生。正常焦虑的原因经治疗者的分析和解释可以弄得比较清楚；异常焦虑则找不到真实的原因。③焦虑的缓解。正常焦虑可以被某些活动所代替；某些活动也能减轻异常焦虑，但消减后又复现，来去突然。正常焦虑在得到安慰及鼓励、原谅及宽恕后就缓解了；异常焦虑也有安慰和鼓励的需要，但由此并不能消除异常焦

虑。虽然我们可以从比较看出某些差别，但上述这些特征的区分实际上都是不甚严格的。

病理性焦虑的危害主要有：①焦虑可能导致长期的睡眠问题；②癌症好发于一些受到挫折后，长期处于焦虑、精神压抑、沮丧、苦闷、恐惧、悲哀等情绪紧张的人；③增加死亡率；④容易患心脏病；⑤影响身高。

3. 什么是焦虑症

焦虑症是神经症这一大类疾病中最常见的一种，以焦虑情绪体验为主要特征。可分为广泛性焦虑和急性焦虑发作两种形式。主要表现为：无明确客观对象的紧张担心，坐立不安，还有自主神经症状（心悸、手抖、出汗、尿频等）。

焦虑症是一种普遍的心理障碍，在女性中的发病率比男性要高。流行病学研究表明城市人口中有4.1%～6.6%在他们的一生中会得焦虑症。

焦虑症患者充满了过度的、长久的、模糊的焦虑和担心，这些担心和焦虑却没有一个明确的原因。虽然，这些担心、焦虑与正常的、由现实危机引起的担心、焦虑很相像。比如，他们会总是为家里的经济情况而担忧，即使他们的银行账户上的存款远远超过了六位数；或者他们会总是为自己孩子的安全担心，生怕他在学校里出了什么事；更多的时候他们自己也不知道为了什么，就是感到极度的焦虑。

焦虑症的焦虑和担心持续在6个月以上，其具体症状包括以下四类：身体紧张、自主神经系统反应性过强、对未来无名的担心、过分机警。这些症状可以是单独出现，也可以是一起出现。①身体紧张：焦虑症患者常常觉得自己不能放松下来，全身紧张。他面部绷紧，眉头紧皱，表情紧张，唉声叹气。②自主神经系统反应性过强：焦虑症患者的交感和副交感神经系统常常超负荷工作。患者出汗、晕眩、呼吸急促、心跳过快、身体发冷发热、手脚冰凉或发热、胃部难受、大小便过频、喉头有阻塞感。③对未来无名的担心：焦虑症患者总是为未来担心。他们担心自己的亲人、自己的财产、自己的健康。④过分机警：焦虑症患者每时每刻都像一个放哨站岗的士兵对周围环境的每个细微动静都充满警惕。由于他们无时无刻不处在警惕状态，影响了他们做其他所有的工作，甚至影响他们的睡眠。注意区分正常的焦虑情绪，如焦虑严重程度与客观事实或处境明显不符，或持续时间过长，则可能为病理性的焦虑。

焦虑症的病因目前尚不明确，可能与遗传因素、个性特点、认知过程、不良生活事件、生化、躯体疾病等均有关系。

任何年龄的人群都有可能患焦虑症。性格比较自卑，面对问题缺乏技巧的人更容易得病。人际关系、婚姻关系紧张，经常酗酒，长期滥用药物，经济条件差等也会使得病的机会增加。

有些焦虑症患者往往认为自己可能得了某种疾病，到处看病，反复做各种检查和接受不恰当治疗，害怕出门，担心疾病发作。有些患者不能面对各种社交场合，失去朋友，丧失工作升迁的机会。因此焦虑症往往严重影响家庭关系、社交能力，慢性焦虑症可以导致功能性残疾。

4. 焦虑和抑郁之间有什么关系

抑郁和焦虑两组症状群之间的关系很早就为人所注意。早在1934年就有人提出了两组症状间的连续性，认为焦虑症状从整体或部分上是抑郁的一部分。1981年，一些英国学者仍把两组症状群之间的联系看作是情感障碍分类的核心部分，即绝大部分抑郁患者存在焦虑，绝大部分焦虑患者也存在抑郁。后来这些英国学者对住院患者和门诊患者的一系列研究得出抑郁和焦虑应清楚地区分开。这一观点也得到了美国许多相似研究的证实。

目前关于焦虑和抑郁的关系有三种观点：①一元论，即连续谱论，认为焦虑和抑郁是同一疾病的不同表现形式；②两分论，认为焦虑症和抑郁障碍是两种不同性质的疾病，常同存于同一个体；③共病论，认为焦虑和抑郁共存时是一种不同于焦虑症或抑郁障碍的独特的疾病实体。

5. 焦虑是如何分类的

弗洛伊德按照焦虑的不同来源，将其分为三类。

（1）现实性焦虑：指“对于危险或预料中的外来的伤害应有的（恐惧）反应”，产生于对外界危险的知觉，如人们害怕毒蛇、持有凶器的暴徒和失去控制的汽车等。

（2）神经症性焦虑：人们体验到的焦虑其原因不是外界的危险事物，而是意识到自己本能冲动有可能导致某种危险。这就是说焦虑的来源在于潜意识的本我。神经症性焦虑通常有三种表现形式：一是一种漂浮着的、一般性的疑虑，总是担心随时都会遇上不幸的事，因而天天提心吊胆；二是表现为对某种事物的恐惧，如恐猫症、恐人症、恐高症等，这种恐惧感与现实不匹配，换言之，焦虑者极大地夸大了他们所恐惧的事物的危险程度；三是作为一种共病现象出现在其他心理障碍之中，如癔症、抑郁症、强迫症患者等都有神经症性焦虑的症状。

（3）道德性焦虑：是指一个人因为担心自己的行为有背社会规则与道德而产生的一种焦虑体验，它通常表现为羞耻感和自罪感。其产生的原因是自我意识到有来自良心的危险。人们害怕因为自己的行为和思想不符合自我理想的标准而受到良心的惩罚。同神经症性焦虑一样，危险不在于外部世界。道德性焦虑是对超我的恐惧。

6. 焦虑症会有哪些表现

焦虑症具有情绪和躯体两方面症状，可能包括以下方面。

（1）与情况不符合的过度害怕和紧张。

（2）总是担心可能会有大难临头。

（3）害怕失去控制，害怕“疯”了或是死了。

（4）对社交场合感到难受、不适应。

（5）不敢公开发言。

（6）害怕领导、老师、陌生人。

（7）不敢到人多、拥挤的地方或害怕乘电梯。

（8）脑海里反复思考一些事情或有一些冲动，明知道没有必要仍无法控制。

（9）不停地洗手。

（10）反复检查门是否锁上。

（11）脑子里时常闪现过以前受到伤害的场景。

（12）失眠，容易惊醒，做噩梦。

（13）手足冰冷或是发热，或者不停抖动。

（14）心跳加快、呼吸急促。

（15）喉头梗阻，口干舌燥。

（16）皮肤发麻跳动，甚至坐卧不安。

如果有上述不适表现，就应该去看心理医生或是精神专科医生，做全面的检查，明确诊断是否具有焦虑症。

7. 焦虑与焦虑障碍、焦虑症的区别是什么

焦虑是一种内心紧张不安、预感到似乎将要发生某种不利情况而又难于应付的不愉快情绪。焦虑是指向未来的，指向可能的危险或不幸，在观念上是不确定的。焦虑症状是指焦虑表现，它可分为精神性焦虑和躯体性焦虑。焦虑障碍只包括广泛性焦虑和惊恐障碍。而焦虑症包括了所有以焦虑为主要临床表现的精神障碍，还加入了与应激有关的精神障碍，即包括广泛性焦虑症、惊恐障碍、恐怖症、社会焦虑症、强迫症和创伤后应激障碍等，还包括躯体疾病所致焦虑症和成瘾物质所致焦虑症。

2013年5月，在美国精神病学会的修订的诊断标准《精神障碍诊断与统计手册（第5版）》（DSM-5）中，已将DSM-Ⅳ-TR的“焦虑障碍”拆分、重组为

“焦虑障碍”“强迫障碍与其他相关障碍”和“创伤和应激相关障碍”。DSM-5的“焦虑障碍”一章不再包括强迫症（归入强迫障碍和相关障碍章节中）和创伤后应激障碍、急性应激障碍（归入创伤相关和应激相关障碍中）。DSM-5的“焦虑障碍”一章除包括社交焦虑障碍（社交恐怖）、惊恐发作、广泛焦虑障碍、广场恐怖等障碍外，还纳入了分离性焦虑障碍和选择性缄默症等新的类型。由于相当一部分广场恐怖的患者并未伴有惊恐症状，因此将惊恐障碍伴广场恐怖、惊恐障碍不伴广场恐怖、广场恐怖不伴惊恐障碍史等诊断，更改为独立的惊恐障碍和广场恐怖两类，并允许共病。DSM-5将DSM-Ⅳ-TR中描述惊恐发作不同亚型的复杂术语（如情境相关的、情境诱发的、不可预期的等）更改为“不可预期的惊恐障碍”和“可预期的惊恐障碍”。“强迫障碍与其他相关障碍”一章不仅包括DSM-Ⅳ-TR中的强迫障碍，还包括躯体变形障碍、囤积症、撕皮症等，拔毛癖也从DSM-Ⅳ-TR的“未列入其他分类的冲动控制障碍”一章中移入“强迫障碍和其他相关障碍”一类中。“创伤和应激相关障碍”一章不仅包括DSM-Ⅳ-TR中“焦虑障碍”一章中的急性应激障碍和创伤后应激障碍以及DSM-Ⅳ-TR的“适应障碍”一章中的适应障碍，还列入了新的诊断——反应性依恋障碍、去抑制型社交障碍等。

8. 焦虑症给社会带来了什么

现代都市快节奏的生活给人们带来各种物质上享受的同时也带来了各种精神上的困扰。大约25%的美国成年人都经历着或者在某段时间经历过严重的焦虑状态。当然，几乎每一个成年人都会在某段时间内有一定的焦虑情绪，而我们如果能找出焦虑情绪的源头，适当地加以应对，不仅能避免更严重的焦虑，还可以使日常生活更加舒适幸福。

“焦虑”这个词在我们的日常生活中被广泛使用，所以许多人想知道它在变态心理学或者临床诊断中有什么不同的含义。特别是“焦虑”这个词在日常用语中往往表达“害怕”差不多的意思，这就更增加了混淆。当我们在临床上说“焦虑”时，它指的是一种没有明确原因的、令人不愉快的紧张状态。而“焦虑症”指的是很大一类障碍的总称，不仅包括我们平时所指的焦虑症，而且还包括恐怖症、惊恐症、创伤后障碍等。

焦虑症是一组发病率很高的疾病，对家庭和社会造成了沉重的经济负担。2009年，世界卫生组织（WHO）发起的在28个国家开展的一项全球精神卫生调查结果显示，发展中国家的焦虑症患病率明显低于西方发达国家，中国焦虑症的终身患病率和12个月患病率最低，分别为4.8%和3.0%，美国最高，分别为31.0%和19.0%。在中国大陆，焦虑症的人均花费约为16 000元人民币，而美国每年用于该病的花费约为466亿美元，占到了精神疾病总花费的31.5%。2010年对欧洲30个国家进行了一次广泛的脑病经济花费调查，焦虑症的总花费为743亿欧元，比其2005年统计的数据有了很大的上升。

9. 什么是广泛性焦虑症

广泛性焦虑症，表现为广泛而持久的焦虑。程度比急性焦虑轻，持续时间长达3个月以上。常诉额、枕部痛、失眠、易紧张、不能放松、易惊跳，有出汗、心跳、口干、头晕、喉部梗塞感等。检查可见焦虑面容、肢端震颤、腱反射活跃、心动过速或瞳孔扩大等。

焦虑症患者有明显的不愉快情绪。轻者感到紧张、不安，较重的患者会感到担心、忧虑或害怕，病重者会感到恐惧或惊恐。焦虑情绪又可细分为持续性焦虑、发作性焦虑和伴随性焦虑等几种类型。

焦虑症患者多有运动性不安的表现。轻者表现为紧张和不能放松，如不能静坐、搓手顿足、来回走动，可以见到眼睑、面肌或手指震颤。患者可有明显的焦虑表情，如双眉紧锁或面部绷得紧紧的，或出现全身肌肉紧张甚至僵硬。较重者会感到战栗或发抖。

处于焦虑状态的个体，觉醒度明显增高，多有明显的睡眠障碍。此外，焦虑症的临床表现还有患者对外界刺激的过分敏感，容易出现惊跳反应，甚至是一些

微小的刺激都可以使他惊跳起来；容易激惹，可因一点小事大发脾气；惊恐发作时，患者处于高度警觉状态。

10. 广泛性焦虑症患者会有哪些表现

广泛性焦虑是以慢性的、弥散性的对一些生活情景的不现实的过度担心紧张为特征。常表现为持续性精神紧张伴有头晕、胸闷、心悸、呼吸困难、口干、尿频、尿急、出汗、震颤及运动性不安等。但并非由实际的威胁或危险所引起，其紧张的程度与现实事件不相称。

（1）精神性焦虑：表现为对日常琐事的过度和持久的不安、担心。焦虑的痛苦在精神上体验为对一些指向未来的或不确定的事件过度地担心、害怕，或担心灾难、意外或不可控制的事件发生，如担心家人患病，小孩发生意外，工作上的失误，很小的经济问题，人际关系等，又称之为预期性焦虑，内容可以变化不定。精神焦虑可同时伴有睡眠的改变、失眠、多梦、注意力集中困难、工作效率下降、易激惹、烦躁不安等。

（2）躯体性焦虑：躯体性焦虑或自主神经性焦虑主要表现为自主神经功能异常，患者可表现手心出汗、恶心、心慌、心率加快、口干、咽部不适、异物感、腹泻、多汗等；泌尿生殖系统症状有尿频、尿急、勃起不能、性欲冷淡；神经系统症状有耳鸣、视物模糊、周身不适、刺痛感、头晕及“晕厥”感。

（3）神经、肌肉及运动性不安症状：运动方面的症状表现为烦躁不安、肌肉震颤、身体发抖、坐立不安、无目的活动增多、易激惹、发怒、行为的控制力减弱等。焦虑患者的外观可见到表情紧张、痛苦、双眉紧锁、姿势僵硬不自然，可伴有震颤。皮肤苍白，多汗。小动作增多，不能静坐，往复徘徊。个别患者有口吃，或原有口吃加重。肌肉紧张症状表现头挤压性疼痛，以额枕为主，肩腰背疼痛、僵硬感、动作困难。睡眠障碍常以入睡困难为主，上床后忧虑重重辗转反侧，无法入睡，可有噩梦，大汗，恐惧。次日起床后头脑昏沉。

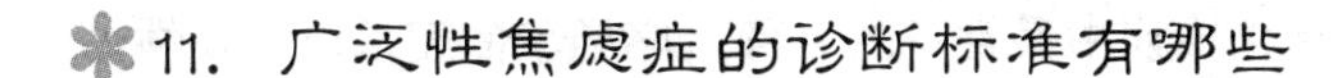

11. 广泛性焦虑症的诊断标准有哪些

症状标准：①符合神经症的诊断标准；②以持续的原发性焦虑症状为主，并符合下列2项：a. 经常或持续的无明确对象和固定内容的恐惧或提心吊胆；b. 伴自主神经症状或运动性不安。

严重标准：社会功能受损，患者因难以忍受又无法解脱而感到痛苦。

病程标准：符合症状标准至少已6个月。

排除标准：①排除甲状腺功能亢进症、高血压、冠心病等躯体疾病的继发性焦虑；②排除兴奋药物过量、催眠镇静药物，或抗焦虑药的戒断反应，强迫症、恐怖症、疑病症、神经衰弱、躁狂症、抑郁症或精神分裂症等伴发的焦虑。

12. 什么是恐怖症

恐怖症是以恐惧症状为特征的一种焦虑症。患者对特殊物体、活动或情境产生异乎寻常的强烈的恐惧或紧张不安的内在体验，且伴有回避反应，往往难以自控。根据恐惧对象的不同，恐怖症常分为场所恐怖症、社交恐怖症和单纯恐怖症。

恐怖症的核心表现和急性焦虑发作一样，都是惊恐发作。不同点在于恐怖症的焦虑发作是由某些特定的场所或者情境引起，患者不处于这些特定场所或情境时不会引起焦虑。例如害怕社交场合或者人际交往，或者害怕某些特定的环境，如飞机、广场、拥挤的场所。恐怖症的焦虑发生往往可以预知，患者多采取回避行为来避免焦虑发作。

恐怖症是以对某种特定的事物或情境引起强烈的、持续的和不合理的恐惧为特征，常伴发回避行为，恐怖症的患病率缺乏确切的统计。据国外资料患病率约为6‰，多见于青少年，社交恐怖症男女相等，广场恐怖症和特殊恐怖症以女性多见。恐怖症的原因目前尚不十分清晰，目前研究与遗传、生化和特殊的条件反射相关。

广场恐怖症（30%）：是恐怖症中最常见的一种。广场恐怖症常以自发性惊恐发作开始，然后产生预期焦虑和回避行为；提示条件化的形成。一些临床研究表明，广场恐怖症患者常同时有惊恐发作。

社交恐怖症（25%）：社交恐怖症发病原因不详，是以害怕与人交往或当众说话，担心在别人面前出丑或处于难堪的境况，因而尽力回避为特征的一种恐怖障碍。

物体恐怖症（20%）：又称单纯恐怖症或称单一恐怖症、特殊恐怖症。其病因是某些无害的事物或情境与令人害怕的刺激多次重叠出现，形成条件反射，因而获得了引起焦虑的性质，成为患者恐怖的对象。这种焦虑是一种不愉快的情感体验，促使患者采取某种行为去回避它。如果回避行为使患者的焦虑得到减轻或消除，便会成为一种强化因素，通过操作性条件反射，使这种行为本身固定下来，持续下去。

13. 什么是广场恐怖症

广场恐怖症即是以害怕单独离家外出，到人多拥挤的场所，伴有预期焦虑和回避反应为特征的一种恐惧障碍。目前广场恐怖症的病因尚未明确，可能与遗传因素、性格特征、精神因素等有关。

广场恐怖症易发生于男女青年，起病多在18－35岁；而因害怕在空旷场所会步态不稳或跌倒的患者起病多在40多岁。广场恐怖症在恐怖症中较为常见，发病女性多于男性。

患者害怕到人多拥挤的场所，如会场、剧院、餐馆、百货商场、菜市场等或排队等候；害怕使用公共交通工具，如乘坐公共汽车、火车、地铁、飞机等；害怕到空旷的场所，如旷野、空旷的广场、球场、公园等；害怕单独离家外出或单独留在家里。在有人陪伴时，患者的恐惧可以减轻甚至消失。患者总担心在此类场所中会晕倒，发生某种病症，失去控制，无法逃脱等。患者进入此类场所或处于这种状态便感到紧张不安，往往出现明显的自主神经症状，如头晕、心悸、胸闷、出汗等，严重时出现人格解体体验或晕厥。存在反复或持续的回避行为，也常产生预期焦虑。患者明知道恐惧是过分的、不合理的，或不必要的，但不能控制。

还有一种特殊的广场恐怖症，即学校恐怖症。患此恐怖症的孩子往往对学校有过度惧怕，长期旷课或逃学。他们可能害怕严厉的老师，或害怕被同学欺负或嘲笑，或害怕自己学习成绩不好，也有女孩子害怕月经初潮等。倘若害怕上学的原因是怕与母亲分离，或怕上学期间母亲遭遇不测或受到伤害，则应该考虑是分离性焦虑症。

广场恐怖症患者往往伴有惊恐发作，所以根据有无惊恐发作可把广场怖症分为无惊恐发作、有惊恐发作两种临床亚型。很多广场恐怖症来自于惊恐发作，在惊恐障碍得到有效治疗后，广场恐怖症会逐渐消失，故惊恐障碍是原发的，广场恐怖症是继发的；也有的表现为起病前无惊恐发作，不在害怕的场所也无惊恐发作，只在恐怖场所时极度恐惧而达到惊恐发作的诊断标准，当回避恐怖场所或恐怖症得到有效控制时，惊恐发作便会停止，此类型中广场恐怖症是原发，惊恐发作属继发反应；还有的表现是广场恐怖症于惊恐发作见于同一患者，患者既在拥挤场所会有惊恐发作，在一般情况下也有发作，此类病例常需分别给予适当治疗，两类症状才会消失，这类情况考虑两者共病。

14. 什么是社交恐怖症

社交恐怖症即社交焦虑症，是以害怕与人交往或当众说话，担心在别人面前出丑或处于难堪的境况，因而尽力回避为特征的一种焦虑症。社交焦虑症的发病与多种因素有关，包括神经生化异常、遗传因素等。

社交焦虑症常起病于少年或成年早期（13－19岁），较广场恐惧症起病年龄为早，且是一个慢性疾病过程，平均病程约20年，自发缓解的可能性很小，只有1/4患者随年龄增长而缓解，高教育水平、起病较迟和无其他精神疾病的社交恐怖症患者的缓解可能性更大一些。约50%的患者有一定的社会功能障碍。由于害怕和回避社交，影响其在社交、教育及职业的发展，社交焦虑症的患者往往不愿讲话，未婚独身，教育程度低、社会经济地位低、生活质量低的比例明显高于正常人群。

社交焦虑症主要表现为害怕处于众目睽睽的场合，害怕大家注视自己，或害怕自己当众出丑，使自己处于难堪或窘困的地步，因而害怕当众说话或表演，害怕当众进食，害怕去公共厕所排便，当众写字时控制不住手发抖，或在社交场合结结巴巴不能作答等。社交焦虑症患者常表现在与人相遇时特别注意自己的表情和行为，并对自己的社交表现评价过低。一般情况下可以完全没有症状，其焦虑症状只在担心会遭到害怕的场合（预期焦虑）或已经进入害怕情境才会出现，此时患者感到不同程度的紧张、不安、恐惧，常伴有脸红、出汗和口干等自主神经症状。严重的社交恐怖症，极度紧张时可诱发惊恐发作。

社交焦虑症可分为三个亚型：一种是广泛性社交焦虑症，指在大多数社交场合都焦虑；另一种是非广泛性社交焦虑症，只对两种或三种社交场合感到害怕；还有一种特定性社交障碍，也即公共场合讲话恐惧，指只对特定的社交场合焦虑。研究发现有一种以上的非公共场合讲话恐惧的社交焦虑症患者，其病程长、共病率高、功能损害更严重；对大多数社交场合讲话恐惧的社交焦虑症患者功能损害更严重。广泛性社交恐惧的患者常常害怕出门，不敢与人交往，甚至长期脱离社会生活，无法工作，70%～80%的患者同时伴有回避型人格障碍。

15. 什么是单纯恐怖症

单纯恐怖症又称特定恐怖症，指患者对某一具体的物件、动物等有一种不合理的恐惧。最常见的为对某种动物或昆虫的恐惧，如蛇、狗、猫、鼠、鸟、蜘蛛、青蛙、毛毛虫等，有些患者害怕鲜血或尖锐锋利的物品，还有些对自然现象产生恐惧，如黑暗、风、雷电等。单纯恐怖症的症状较恒定，多只限于某一特殊对象。但部分患者却可能在消除了对某一物体的恐惧之后，又出现新的恐惧对象。单纯恐怖症常起始于童年，以女性多见。单纯恐怖症非常常见，据调查，其终身患病率为10%～11.3%，但只有1%的患者得到治疗，因为大多数特定的恐惧对象较容易回避，对正常生活没有太大的影响，只有当单纯恐怖症严重干扰生活时，患者感觉苦恼而寻求治疗。

根据恐惧对象的特点，可分为动物型、自然环境型、血液-注射-损伤型、情景型和其他型等。

对于单纯恐怖症的治疗，心理治疗的疗效相对来说要优于药物治疗，最好选用认知行为疗法。以暴露疗法为主，可选择现场暴露或默想暴露，方法包括：系统脱敏、想象冲击、持久暴露、参与模仿和强化练习等技术。可以个别治疗，也可以集体治疗。对各种恐怖症患者，都应从心理上给予支持与鼓励，增强其治病的信心。对有的患者采用精神动力疗法可能有一定帮助。药物对于单纯恐怖症的效果不佳，但有惊恐发作者，则应同时给予抗惊恐药物治疗。

16. 什么是儿童焦虑症

儿童焦虑症又称儿童焦虑神经症，是儿童的一种情绪障碍，是一组以恐惧与不安为主的情绪体验，这种恐惧没有具体的指向性，但总感到有不祥的事要发生，犹如大祸临头而惶惶不可终日。情绪障碍是儿童焦虑症的主要症状，常与恐惧、强迫等症状同时出现，伴有自主神经症状和运动性不安等症状。

儿童焦虑症是一种较为常见的情绪障碍。它是儿童时期无明显原因下发生的紧张、莫名恐惧与不安。它既可能导致儿童的睡眠障碍、肠胃不适，又可能导致儿童逃学、学习困难、社交困难及其他许多问题。由于年龄小的孩子语言表达的困难、独生子女的任性等原因，孩子在很多情况下会发脾气，或有不愿意去陌生的地方、哭闹、紧张等一系列表现，父母及家人很少把它与“病态”联系起来，因而不容易被早期发现。

（1）情绪烦躁、好哭泣或吵闹，难以安抚和照料。

（2）不愿离开父母，在幼儿园惶恐不安，有发作性紧张、恐惧等。

（3）最明显的特征就是缺乏安全感、心里不踏实。

（4）和同龄的孩子比明显胆小，在很多场合容易害怕或有大祸临头的不祥感觉，急性发作能达到惊恐的程度。

（5）晚间入睡困难、睡不踏实、多噩梦等。

（6）六七岁的学龄孩子拒绝上学，即使勉强到校也很少与同学老师交往。

（7）上课注意力不集中，小动作多，学习成绩偏差，也有旷课、逃学现象发生。

（8）病情严重的孩子会出现食欲不振、自主神经功能紊乱，如呼吸急促、胸闷、心慌、心跳加快、头晕、出汗、脸红、口干、四肢发冷、便秘、尿急、尿频等。

儿童焦虑症的发生可能与遗传因素、素质因素、环境因素和受到急性惊吓等有关，其表现主要有：①胆小害怕；②对环境的变化较敏感；③睡眠障碍；④排泄习惯紊乱；⑤自主神经功能紊乱。

儿童焦虑反应有急性和慢性两种。①急性焦虑反应：患儿在病情发作时表现出极度不安和恐惧，并常伴有自主神经功能紊乱，如出现心跳加快、呼吸急促、头痛、心慌、胸闷、大汗淋漓、尿频等，以及怕黑，晚上不敢一人睡觉，常尿床。②慢性焦虑反应：儿童表现为坐立不安、活动增多、注意范围缩小、学习成绩下降、情绪易激动、难与同伴相处，并伴有睡眠障碍（易醒、做噩梦、梦话多等）。

17. 什么是儿童恐怖症

儿童恐怖症是指儿童对日常生活一般客观事物和情境产生过分的恐惧、焦虑，达到异常程度的一种恐惧障碍。恐怖症患儿由于对某一事物现象的惧怕，进而产生回避或退缩行为。恐怖障碍持续的时间较长，不易随环境和年龄的变化而消失，患儿强烈并全神贯注地沉湎于对可怕刺激或情景的恐惧，这种恐惧不合常规。

直接经验和观察学习是形成恐怖症的主要原因，绝大多致病例都能回忆起恐惧形成的原因。另外，遗传素质也有影响儿童恐怖症，患儿家庭成员中，有类似情绪障碍的成员较多。

儿童恐怖症的特征表现有：①对身体损伤的恐怖：又分为对抽象对象如特殊食物、死亡、“地狱”“鬼怪”等的恐惧，对具体对象如陌生人、出血或患病等的恐惧，对自然事件如怕黑夜或黑暗、雷鸣闪电、暴雨或洪水等的恐惧。②社交恐怖：其中以动物恐怖（害怕小狗、鸡等）、学校恐怖（怕上学）和社交恐怖较为常见，且恐惧程度异常强烈，患儿往往伴有焦虑和其他躯体症状。

18. 焦虑会导致女孩身材矮小吗

研究发现，比起那些开朗、快乐情绪的同龄女孩来，整天遭受紧张、焦虑情绪困扰的女孩往往身体生长发育失常，最后出现的典型结果便是身材相对矮小，而且这些长“僵”了的经常情绪紧张的女孩子在长大成人后也大多难以成为身材高大、胸部丰满的女子。

家长在发现自己学龄前、后的女孩易有紧张焦虑的倾向后，就应该立刻寻求医生帮助，而不应认为仅是区区小事，或过了这个年龄就会“不治自愈”等。家长们还应该了解：学龄前、后的女孩已有许多足以引起精神压力的事，其中包括父母关系、家庭经济、自己的容貌、学习能力、交际水平以及言谈举止等。

19. 什么是女性焦虑症

女性由于有自身的生理与心理特点，再加上现代女性面临生活节奏加快、多重角色的困扰，心理压力更重，心理冲突也较频繁，所以心理障碍与心理疾病也相应多起来，焦虑症就是较常见的一种。调查发现，女人比男人更容易发生焦虑症，男女发病比例大约为1：2。多个大规模的调查结果显示，女性焦虑症患病率为5%～10%。

女性更易患焦虑症可能有多方面的原因。①生理方面：女性肌肉力量偏弱，每月都有“特殊几天”，经历生育过程，有更年期问题等；易激动体质、对新奇和抑制感到害怕，这也是易患焦虑症的原因之一。一些女性对焦虑特别敏感，因为她们从心底里认为这是失控的表现，这让她们觉得非常可怕。一个人是否对焦虑敏感，和她在儿童时期家长的教育方式有很大关系。②心理方面：女孩子从小就被要求顺从、听话、文静，孩子总是在做父母想做的事情，或者是充当一个让父母和解的角色，这就让孩子习惯于以顺应别人的感受和需求为第一目的，但结果往往是没人关心她内心的需要，这种内在需求使得孩子处于自我意志与父母管教长期背道而驰的矛盾中，使得女孩子长大后情感更细腻、敏感、爱面子、多要强、对自己要求高、责任心强、做事认真，但又常常对困难和挫折估计不足，遇事易紧张不安，易受不良自我暗示的影响，易缺乏安全感，易对亲情、工作和外貌担忧，故女性更易产生焦虑情绪。另一个原因是父母的过度保护，父母总是吓唬孩子，以限制其自由，传达的信息就是这个世界是危险的，没人帮你，对女孩子的教育就更是如此。因此当事情发生时，这种儿时印象会强烈地投射出来，使得成年女性更容易焦虑。

常见的女性焦虑症有广泛性焦虑症、惊恐发作、疑病焦虑、产前焦虑、更年期综合征、老年期焦虑以及由于各种躯体疾病所致的焦虑等。

20. 什么是老年期焦虑症

随着现代生活节奏的加快、信息变换的加剧以及老年人与晚辈在观念上存在的种种差异，老年人的焦虑心理也日益突出。焦虑症便成了老年期的一种常见病，主要是老年人担心失去控制和期待危险或不幸的到来，伴有紧张不安、注意力集中困难、记忆力差和精神无法松弛等。具体表现为以下方面。

（1）主观感受：患者感到恐惧，害怕，为对未来可能发生的、难以预料的某种危险或不幸事件的经常担心，甚至出现怕失去控制而发疯或濒临死亡的威胁，注意力不能集中，有失去支持和帮助感。

（2）认识障碍：在急性焦虑发作即惊恐发作时，可出现模糊感，担心即将

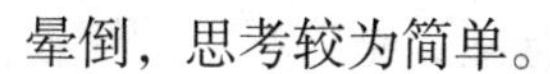

晕倒，思考较为简单。

（3）行为方面问题：因注意力涣散而出现小动作增多，东张西望，坐立不安，甚至搓手顿足，惶惶不可终日，容易激惹，对外界缺乏兴趣，因此造成工作和社交中断。

（4）躯体症状：躯体不适常是焦虑老年人最初出现的症状，可涉及任何内脏器官和自主神经系统，常有心悸、脉快、胸闷、口干、腹痛、便稀、尿频和大汗淋漓等症状。

21. 什么是躯体疾病伴发焦虑症

在现代社会中，焦虑作为负性情绪常常可损害人的正常生理功能，严重时可导致身心健康，这一观念已日益受到人们越来越多的关注。而躯体疾病的患者常伴发情感焦虑症，且与内外科疾病或和其他疾病并存却不为多数人所知，如心脑血管疾病、恶性肿瘤、糖尿病、肺气肿、慢性肾炎等患者发生焦虑症的比例明显增高。同时，由于焦虑症是一种长期性负性情绪障碍，它不仅可能会使躯体疾病的患者原有症状加重，还可能导致多种躯体疾病的发生。

在医院住院和门诊患者中，许多躯体疾病常伴发焦虑症并存，究其原因有：①患者对自己患的疾病认识不清，有的患者认为自己的疾病严重，如癌症患者在诊断和确诊的过程中认为癌症会危及生命，因而产生焦虑。②对治疗的方案产生恐惧心理，如癌症患者通常会对化疗可能会带来的不良反应产生恐惧，手术患者术前也容易产生焦虑。③部分患慢性疾病的患者由于病程较长，一时难以彻底治愈，对未来缺乏信心。有的患者因家庭经济困难，为治病花费了不少钱，认为拖累了家人感到内疚而产生焦虑。④对医院的环境不习惯，如住院患者从家里熟悉的环境到陌生的地方，生活处处不习惯，引起失眠和焦虑。

识别躯体疾病的患者是否伴发焦虑症其实并不难，在明确诊断躯体疾病后，可根据患者是否因疾病而形成的紧张不安、恐慌和痛苦的情绪等情况来识别。具体可从以下几个方面来关注。

（1）是不是经常为自身的疾病感到提心吊胆，心烦意乱，坐立不安。感到危险马上要发生，终日像“热锅上的蚂蚁”。患者表现出对自身疾病过分担心或烦恼，情绪易激动，表现出与处境不相符合的痛苦，往往是伴发焦虑症的先兆。

（2）是不是感觉很难入睡？是否经常做梦或有时做噩梦了躯体疾病伴焦虑症的患者往往会对医生这样诉说：和过去相比，现在经常出现入睡困难，似睡非睡，多梦，梦境常有威胁性，由于睡眠不好，患者整天感到头晕、记忆力差等。

（3）是不是经常感到胸闷、心慌、胸痛、头痛和呼吸不畅？在医院门诊或急诊，经常会遇到这样的患者，他们会因为突然感到胸闷、心悸、呼吸不畅，同时感到紧张害怕来就诊，经检查除血压轻微升高、心动过速外，没有查出其他异常。经过吸氧、输液等治疗后，症状缓解，第二天晚上，上述症状再次出现，又来就诊，如此持续反复发作。这是患者焦虑症的典型表现。遇到这样的患者，医生应主动观察患者是否面部紧张，了解患者是否患有躯体疾病，患者的情绪如何，是否经常为患有疾病担心、害怕等，以免出现误诊。

22. 什么是信息焦虑综合证

所谓信息焦虑综合征，是由于人们吸收过多信息、给大脑造成负担形成的。人如果在短时间内接受过多繁杂信息，大脑中枢来不及分解消化，便会造成一系列的自我强迫和紧张，被称为信息焦虑综合征。

烦躁、急促、莫名的紧张……这些情绪困扰着现代社会中的大部分人，特别是生活在大中城市的人，几乎成为他们惯常的一种心理状态。有人曾在新浪和网易的BBS和北京百盛购物中心门口做了一次小型调查，一共回收了40份有效问卷（年龄20—40岁，学历在本科以上）。100%的被访者表示自己所掌握的知识不足以应付这个社会，80%的被访者表示一直打算给自己充电或正在充电，被访者普遍认为社会的压力之大，知识更新之快，时常使他们有莫名的急躁，觉得自己要学习的东西太多，但许多人却苦于迟迟没有时间。

在信息爆炸时代，人们对信息的吸收是呈平方数增长，但面对如此大量的信息，人类的思维模式远没有高速到接收自如的阶段，由此造成一系列的自我强迫和紧张。严重的还会突发性地出现恶心、呕吐、焦躁、神经衰弱、精神疲惫等症状，女性还会并发停经、闭经和痛经等妇科疾病。信息焦虑综合征流行于每天都要面对高度压力与挑战性的工作环境或职业中，如外企、淘汰率高的企业，而记者、广告从业人员、信息员、网站管理员、IT从业人员等都可能是该症状的高发人群。知识成为焦虑的新来源。

信息焦虑综合征患者除了睡觉以外，都会将大量的时间花在上网，看看网页、聊聊QQ、玩玩游戏。但是一旦家中出现网络堵塞或突然断电、电脑故障等现象，这一人群便会感觉极度不适，变得焦虑不安、心情浮躁，工作人士就会担心漏掉重要的信息，害怕给工作带来负面影响，玩家呢，就会担心好不容易快打完的副本怎么办，继而引发精神、生理上的反应，甚至出现失眠、头痛、食欲减退、恶心呕吐等症状。

就目前医学界情况看，信息焦虑综合征由于表现与精神病学上的焦虑症状相似，所以其确诊和医治也以传统的医治焦虑症方法为主，除身体功能发生不适的患者需要药物治疗外，更多地是以对患者进行心理疏导为主。

短期的焦虑如同伤风感冒一样正常，对身心、生活、工作没有什么大的妨碍，而长期的焦虑，可能使人面容憔悴，体重减轻，甚至诱发疾病。

23. 长期压抑会患上焦虑症吗

我们在生活中常常面对许多有压力的事情，举凡家庭事务的处理、小孩的照顾、工作的变迁、钱财的处理等。有些人面对压力的烦恼反应是合理的，他们虽然烦恼，却能维持生活步调，有效率地面对事情，而不至于像只无头苍蝇，让时间沉浸在转移不开的紧张焦虑中。

相反地，有些人比一般人难以镇定，稍微想到一点烦恼，就整日害怕不安。

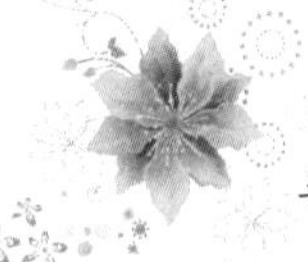

通常主要以一种持续、飘浮不定的害怕感为主，容易慌乱紧张，很难藉其他事情转移掉。肌肉可能紧紧的，胸口闷闷的，流汗，心跳加快、颤抖、头晕、胃不舒服等身体反应也会出现一两样。长期焦虑下，人变得容易发脾气，坐立难安，睡眠也受到影响。

焦虑症以长期的神经质、多虑为主要的特征。一般人认为的日常琐事，此症患者却终日担心，害怕可能会有什么不幸发生，因而变得很胆小，有时会有莫名的不安感，脑海里尽是些解不开的愁思。患者会变得过分警觉、心情放松不下，因而发生失眠、精神不集中，思考迟钝；记性差、易怒、做事没有耐性等现象。

因为心理上有严重而长期的焦虑、不安，所以会引发种种身体上的不舒服，最常见的是疲倦、肌肉（筋骨）酸痛、头重、头痛、眼皮跳、全身肌肉紧张、放松不下、容易惊吓，而且常常头晕、心跳快、口干、肠胃不舒服、常常小便、手足冰冷、喉咙有梗塞感、脸部潮红、一阵冷一阵热的发作等各式各样的身体与心理症状。

焦虑症是神经官能症中最普遍的一种疾病，患者往往不了解疾病的本质，而四处做身体检查，使原来就极紧张的情绪因检查不出病因，而变得更加不安。事实上，此类疾病的症状是在精神障碍下所引发出来的神经系统功能上的种种病症。

24. 如何自测焦虑症

给出下列问题的评分，评分标准为：①没有或很少时间为1分；②小部分时间为2分；③相当多时间为3分；④绝大部分或全部时间为4分。将各项得分相加得出总分，将总分乘以1.25，四舍五入取整数即得到标准分。焦虑评定的分界值为50分，分数越高，焦虑倾向越明显。

（1）觉得比平常容易紧张和着急。

（2）无缘无故地感到害怕。

（3）容易心里烦乱或觉得惊恐。

（4）觉得可能要发疯。

（5）觉得一切都很好，也不会发生什么不幸。

（6）手脚发抖打颤。

（7）因为头痛、头颈痛和背痛而苦恼。

（8）感觉容易衰弱和疲乏。

（9）觉得心平气和，并且容易安静地坐着。

（10）心跳得很快。

（11）因为一阵阵头晕而苦恼。

（12）有晕倒发作，或觉得要晕倒似的。

（13）吸气呼气都感到很容易。

（14）手脚麻木和刺痛。

（15）因为胃痛和消化不良而苦恼。

（16）常常要小便。

（17）手常常是干燥温暖的。

（18）脸红发热。

（19）容易入睡并且睡得很好。

二、起居养生防治焦虑症

25. 如何摆脱焦虑情绪

（1）可以向心理医生或自己信任的亲朋好友倾诉内心的痛苦，也可以用写日记、写信的方式宣泄或选择适当的场合痛哭、呼喊。

（2）焦虑是人面临应激状态下的一种正常反应，要以平常心对待，顺其自然、接纳自己、接纳现实，在烦恼和痛苦中寻求战胜自我的理念。

（3）在心理医师的指导下训练，可以做自我放松训练。

（4）无论学习还是工作没有目标就会茫然不知所措，但是确立目标要有度，根据人生不同发展阶段确立适当的目标。

（5）回忆或讲述自己最成功的事，这样可以引起愉快情绪，善于忘掉不愉快的事，消除紧张、压抑情绪。

（6）积极参加文体活动。研究表明音乐能影响人的情绪行为和生理功能，不同节奏的音乐能使人放松具有镇静、镇痛作用。

（7）积极参加集体活动如郊游、植树、讲座、大学生社团等。在集体活动中发挥自己的专长优势，增加人际交往，和谐的人际关系会使人获得更多的心理支持，缓解紧张焦虑情绪。

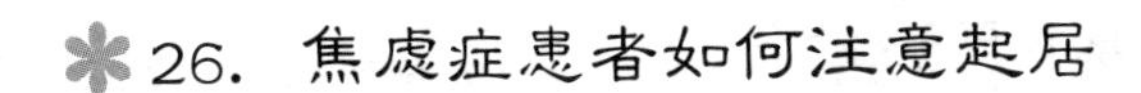

26. 焦虑症患者如何注意起居

随着生活水平的提高，人们的工作压力也越来越大，而焦虑症在人群中也越来越广泛。焦虑是一种心理疾病，想要克服这种疾病，一定要从生活细节入手。

（1）睡眠充足：多休息及睡眠充足是减轻焦虑的一剂良方。这可能不易办到，因为紧张常使人难以入眠。但睡眠愈少，情绪将愈紧绷，更有可能发病，因为此时免疫系统已变弱。

（2）幻想：这是缓解紧张与焦虑的好方法。幻想自己躺在阳光普照的沙滩上，凉爽的海风徐徐吹拂。试试看，也许会有意想不到的效果。

（3）保持乐观：当自己缺乏信心时，不妨想象过去的辉煌成就，或想象自己成功的景象。将很快地化解焦虑与不安，恢复自信。

（4）转移注意力：假使眼前的工作让自己心烦紧张，可以暂时转移注意力，把视线转向窗外，使眼睛及身体其他部位适时地获得松弛，从而暂时缓解眼前的压力。甚至可以起身走动，暂时避开低潮的工作气氛。

（5）活动下颚和四肢：当一个人面临压力时，容易咬紧牙关。此时不妨放松下颚，左右摆动一会儿，以松弛肌肉，缓解压力。还可以做扩胸运动，因为许多人在焦虑时会出现肌肉紧绷的现象，引起呼吸困难。而呼吸不顺可能使原有的焦虑更严重。欲恢复舒坦的呼吸，不妨上下转动双肩，并配合深呼吸。举肩时，吸气。松肩时，呼气。如此反复数回。

（6）学会放松：在面临每天的例行干扰之前，暂时放松数秒，可以大幅改善焦虑的程度。例如，当电话铃响，先做个深呼吸，再接听。养成这种蓄意放松数秒钟的习惯，它可充当有效的镇定药。控制焦虑，而不是被焦虑掌控。周末假日，还可以开车兜风或到海边逛逛。尽量做一些有益身心的活动，抛开工作的烦恼。

（7）放声大喊：在公共场所，这方法或许不宜。但在某些地方，例如私人办公室或自己的车内，放声大喊是发泄情绪的好方法。不论是大吼或尖叫，都可适时地宣泄焦躁。

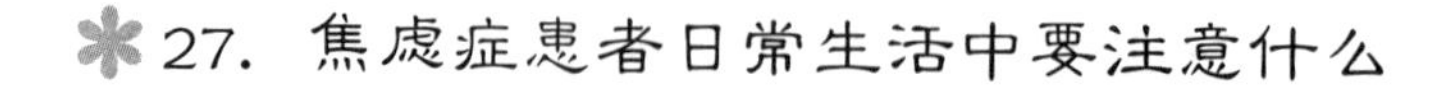

27. 焦虑症患者日常生活中要注意什么

（1）应充分认识到焦虑症不是器质性疾病，对人的生命没有直接威胁，因此患者不应有任何精神压力和心理负担。

（2）要树立战胜疾病的信心，患者应坚信自己所担心的事情是根本不存在的。经过适当的治疗，此病是完全可以治愈的。

（3）在医生的指导下学会调节情绪和自我控制，如心理松弛，转移注意力、排除杂念，以达到顺其自然，泰然处之的境界。

（4）学会正确处理各种应急事件的方法，增强心理防御能力。培养广泛的兴趣和爱好，使心情豁达开朗。

（5）在可能的情况下争取家属、同事、组织上的关照和支持，解决好可引起焦虑的具体问题。

（6）用适当的药物进行治疗。

（7）有些辅助治疗如生物反馈治疗，也有较好的效果。

28. 上班族如何缓解焦虑

上班族不断地忙碌工作，当遇到一些紧急事情的时候，身体各个系统会处于一种应急状态，来应对工作上的突发状况。比如血糖、肾上腺素、甲状腺素可能都会增高，这种情况下及时休息就没事，但如果这个工作做了一半，那个工作又来了，长期始终处于一种应急状态，那可能就会造成甲状腺功能紊乱。甲状腺疾病因素有很多，是代谢、遗传、环境等多种因素导致的。不是所有人都会得甲状腺疾病，甲状腺疾病早期，也会有一些神经系统的指标，通常表现为焦虑的症状，还有的人会表现为情绪比较低落。这个时候就提醒我们，甲状腺功能可能受到了影响，但不一定是甲亢。

29. 高考前紧张焦虑怎么办

高考是集知识、能力、心理素质于一体的标准化、综合性考试，遵循“优胜劣汰”的原则，具有强烈的竞争性。大家思想上都非常重视，都渴望在竞争中脱颖而出，因此焦虑紧张是极为正常的表现，当然也可以说是学生上进心的一种体现。焦虑心理，直接影响学习效率，考生一定要排解焦虑，放松心情，才能以良好的精神状态投入到学习中去，取得最佳效果。

（1）不要害怕焦虑。一般认为，产生焦虑不是坏事，适当的焦虑能够使考生更加投入到复习中去，提高学习效率。不要一发现焦虑就紧张不安，认为会影响自己考试的发挥，这样压力反而会更大，最后形成恶性循环的怪圈。要认识到焦虑的不可避免性，习惯它，接受它。

（2）调整关注焦点。很多同学之所以焦虑不安，主要是过多关注了不该关注的内容。因此，要设法转移关注焦点。比如，过度地关注其他同学的学习状况，而忽略自己的学习状况。

（3）要自信，每天给自己一点积极的暗示。比如，每天起床对自己说“我能行”。学会呼吸调整法，通过深呼吸也可以缓解焦虑的情绪，养成一种良好的气息调节的习惯，遇事可以平静下来。

（4）及时宣泄。可以把自己的忧虑说给信任的老师、朋友听，也可以说给父母听。

（5）锻炼身体。锻炼身体会对情绪起到调节作用，锻炼时产生的“快乐激素”，会扫去心情的阴霾，缓解大脑的疲劳。可以利用课间、午休等时间到户外适当运动，而且要每天坚持。

30. 信息焦虑综合征患者如何自我调节

（1）养成看报的习惯。虽然网络能够较快获得大量信息，但筛选这些海量信息以得出真正需要的资讯，需要一个过程。有人可能存在偷懒心理，无论什么

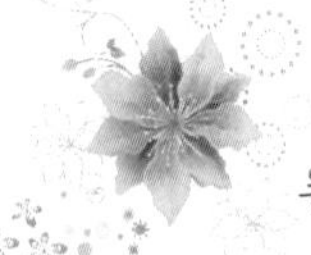

信息都看并全部兜进脑海，所以一旦失去信息来源便觉得很不适应。传统的报刊可能可以避免这个问题，通过报纸编辑的筛选，阅读可以省心很多，还可以看到相关报道的深度分析与评论。

（2）培养多方面的爱好。信息焦虑者也可能往往是过分依赖信息工具且工作认真的人。他们之所以依恋在互联网等信息来源，是因为他们从中感觉到一些虚幻的快乐，所以如果培养一个别的兴趣爱好，如听音乐、玩乐器等，都可能会转移自己这种过分的信息依赖。

（3）归类和放弃。把信息进行良好归类，及时放弃那些自己并不必需的信息，有利于大脑清理。此外，无论是下班还是休假，当自己处于休息状态时，就应该注意调节并尽量彻底放松自己身心，告诉自己“休息是为了走更远的路”，以此注意自己的身心定期保养。

（4）每天要保证睡眠9小时；每天睡觉前坚持锻炼15分钟；生活要有规律，减少娱乐，严禁饮酒。

31. 如何应对焦虑症引发的失眠

（1）饮食上注重调理，不要让个人长时间处于上火状况，中医学以为上火容易致使做噩梦。

（2）调整好个人的心态，应懂得怎么及时调理严重的坏心情。

（3）适量地进行体育锻炼，有助于入睡。

（4）睡前多做些放松运动，不要让自己太紧张。

（5）往常多参与社团活动或爱心公益活动，有利于心情舒畅。

还可以进行心理医治，就是免除导致睡觉不良的心理因素。若是患者经过心理医治和详细的辅导，采纳正确的办法和情绪去面临心理上的艰难，并逐渐地处理实际的艰难对立，令人苦楚的梦就会削减，睡觉也能康复正常，与此并存的许多其他表现也随之不见。总归，烦恼的心理因素没有了，由其导致的一系列反应也就不见了。

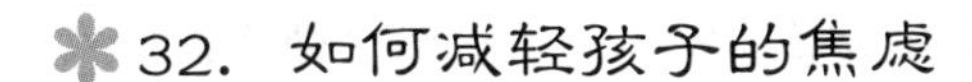

32. 如何减轻孩子的焦虑

孩子是否有压力，压力大不大，完全取决于家长。当孩子因为担心成绩达不到父母期望而对考试表现出忐忑不安的情绪，严重时甚至有逃学倾向和行为时，父母不要简单地安慰或者责骂孩子，因为这是孩子内心发出焦虑紧张的信号。

成年人总是轻视孩子心理焦虑，一来认为孩子小应该没什么值得烦恼，二来以为只要稍加安慰就能解决问题。不可否认，一些孩子的不良情绪在父母的安慰疏通下能够减轻，但这往往治标不治本。怎样才能让孩子明白他们所担忧的事情根本没什么大不了呢?

美国纽约州心理研究所儿童心理学家丹尼尔•派思和他的同事对716个从9岁到18岁的孩子做了9年的跟踪研究，发现感觉紧张的女孩子会比感觉快乐的女孩子矮5.08厘米。由于这些具有紧张焦虑情绪的女孩子并不是生来就身材矮小，因此心理学家猜测情绪很可能抑制了掌管身高的激素的正常分泌。这一现象在女孩身上更为常见，对于男孩则影响不大。心理学家认为，这可能与男女之间面对压力的生理反应不同有关。面对同样强度的精神压力，男孩能更好地予以“调适”，相反女孩却往往处于长期的负面情绪的“控制”下难以自拔。

有研究表明：两种紧张焦虑情绪与身高生长有直接关系。其一主要来自家庭，被称为“分离紧张”，这种情绪在学龄前儿童群体中更为常见，女孩因为分离恐惧而不愿意与父母分离，哪怕是很短的时间。她们可能不愿意与父母分别睡在不同的房间，或者哭闹、装病不愿意去学校。至少有5%的美国女孩是这些影响身高的焦虑情绪的受害者。学龄前、后的女孩已有许多足以引起精神压力的事，其中包括父母关系、家庭经济、自己的容貌、学习能力、交际水平以及言谈举止等，如果不能善加处理，可能会形成长期的紧张焦虑情绪。

学龄期的儿童所面临的焦虑往往与学业有关。平时成绩很好的或是把成绩看得很重的孩子这种焦虑表现得尤为突出，女孩通常会比男孩更加早慧，因此也更容易出现问题。最常见的是考试焦虑，因考试或学习而产生焦虑，一方面是因为把分数看得过重；另一方面则是因为期望过高。一旦出现这种焦虑，女孩子受到的影响更大。如果事情没有朝着自己的预期发展，就容易让她们缺乏自信、苦闷自卑，从而长期处于一种压抑、紧张、恐惧的状态中。这时候家长要摆正态度，不要过于纠结孩子的成绩。对孩子的能力要有一个准确的预期，应鼓励孩子“尽了最大努力就好，不强求分数”。在孩子紧张焦虑的时候，尽量帮她们放松情绪。严重时应及时咨询心理医师。

另外，女孩在人际关系上容易表现出过分紧张与不安，害怕生人或不敢与人交往，她们对人际关系的焦虑往往比男孩严重得多。家长应重视女孩的人际交往问题，家长应鼓励孩子和不同的人打交道，遇到问题时，告诉孩子解决的方法并让她自己去解决，但同时应不断关注其进程。

儿童心理问题的解决，关键还在家长身上。一方面要给孩子创造良好的家庭环境和科学的家庭教育，创造良好的家庭气氛；另一方面，父母应理解儿童的心理特点，对他们好奇、喜欢模仿的特点应给予理解，对儿童不应有求必应，而应从小培养儿童面对困难、克服困难的精神。平时应仔细留意孩子的行为，当发现孩子出现心理问题时，要及时到医院治疗。由心理医生有计划、有步骤地调整，达到治疗目的。

儿童心理问题防重于治，判定孩子是否有焦虑症倾向的关键在于：观察孩子是否在情绪、行为方面有与其他孩子明显不一样的地方；是否与孩子以前的情绪、行为有较大的出入；是否有与孩子的年龄特点有很不相称的地方。

父母的态度决定孩子对学习、生活的最初看法，很容易扎根在孩子未来的世界观、人生观、价值观。过激的要求和过高的期望会压得孩子喘不过气，逐渐厌烦以数字衡量学习效果的学习。学习对任何人而言都应该是一件累并充实快乐着的事情。父母想要孩子学习好，自己本身应该重视学习，身体力行告诉孩子活到老学到老的道理。

父母故意在孩子面前犯错有利缓解孩子的焦虑。大人不喜欢在孩子面前犯错，最主要是感到拂面子，令大人的威严荡然无存，但是这对孩子就很不公平了。在孩子还不懂掩饰自己过错，被灌输了做错事很严重的观念，凡事小心翼翼避免做错事受责骂的时期，他们的心理负担超乎大人想象。这就是为什么孩子老怕考试考差，担心家长询问成绩。他们达不到家长要求又无法排解内心的恐惧。父母故意犯错意在告诉孩子不要怕，犯错人皆有之，不要在意，只要改正重新来过就好。这样孩子心理负担少一些，才能更好成长。

33. 家属如何对待广泛性焦虑症患者

当家庭中有人遇到高兴的事情，一家人会与他一同喜悦，而如果有谁受到挫折或伤害，亲人们也会感到悲伤和愤怒，这说明情绪是可以在人们中间互相“传染”的，尤其是在感情亲密的人们中间。同样，广泛性焦虑症患者的家属对患者的影响也是非常重要的。对于广泛性焦虑症患者，家属就应持有如下的正确态度。

（1）对患者的关心保持在正常范围内，也就是说不要过度关心。家属要保持良好的判断力，根据患者的实际情况和以往的习惯在生活中给患者以适度的关心和照顾，最好不要让患者的疾病成为家庭日常生活的中心，让患者做些力所能及的或患者感兴趣的事情，可以很好地转移患者的注意力，有效地减低焦虑的程度。

（2）要让患者感受到家属对治疗的信心。焦虑症的治疗需要一段时间，有些患者的病情会有反复，家属在这个过程中难免会有疑虑，但应该注意，不要在患者面前表现出这些疑虑和困惑，家属可私下找医生咨询有关问题，在患者面前应表现出积极、有信心、配合治疗的态度。

（3）督促患者服药治疗，最好由家属保管药物。抗焦虑药若大量服用会有一定的危险性，因此药物由家属保管会更安全。不过如果患者很敏感的话，家属对药物的监管可做得隐蔽些，以免加重患者的心理压力。

总之，安静、平和、自信、协调的家庭氛围对广泛性焦虑症患者是有帮助的。

34. 广泛性焦虑症患者如何护理

（1）提供安静舒适的环境，减少外界刺激；鼓励患者参加较为简单、容易完成而且喜欢的自控活动，减少白天卧床时间，增加活动内容，如鼓励患者参加适当的集体活动，转移注意力，减少对焦虑因素的过分关注。

（2）鼓励患者回忆或自己描述焦虑时的感觉，接纳患者的焦虑感受，与患者讨论处理焦虑的方式，争取患者、家庭和社会的支持。对患者表示理解和同情，对患者当前的应对机制表示认同、理解和支持。不要与患者采取的防卫行为进行辩论，但不轻易迁就。鼓励患者按可控制和可接受的方式表达焦虑、激动和愤怒，允许自我发泄。在患者因躯体不适而痛苦时，酌情陪伴并帮助患者减轻或解除不适。教会患者放松技术，并明确表示有希望治愈。患者主诉躯体不适要注意倾听，避免过分提供照顾，有及时发现躯体症状先兆，酌情提供安慰。

（3）有时焦虑、惊恐发作患者可出现自杀、自伤、不合作、冲动行为等，必须适当限制，加强巡视，掌握发生规律，并预见到可能发生的后果。对有明显危险的患者应严加防范，其活动应控制在工作人员视线范围之内，并认真交接班。对医嘱严防的患者必要时设专人护理，禁止单独活动与外出，禁止在危险场所逗留，外出时应严格执行陪伴制度。一旦发生自杀、自伤或受伤等意外，应立即隔离患者，与医生合作实施有效的抢救措施。对自杀、自伤后的患者，要做好自杀、自伤的心理护理，了解其心理变化，以便进一步制定针对性防范措施。

（4）焦虑发作时一定要陪伴在患者身旁，增加患者的安全感。焦虑可传播，应限制与其他焦虑患者接触，并防止将医护人员的焦虑传给患者。

（5）遵医嘱给抗焦虑药，让患者明白药物的作用，注意观察药物治疗作用与不良反应。

35. 焦虑症患者惊恐发作如何护理

（1）要注意进行支持性心理护理，家人或护理人员要同情、关心和体贴患

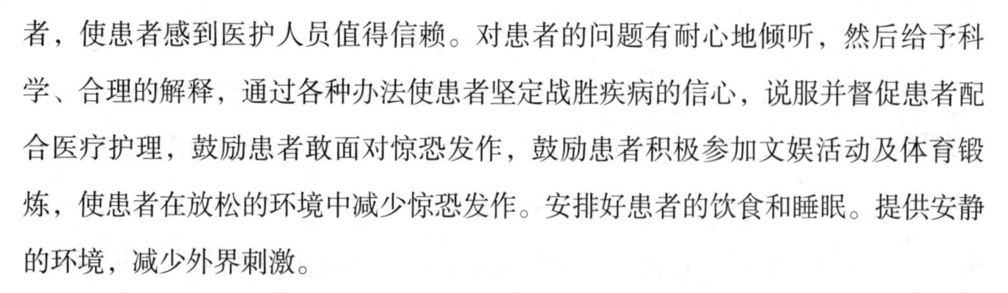

者，使患者感到医护人员值得信赖。对患者的问题有耐心地倾听，然后给予科学、合理的解释，通过各种办法使患者坚定战胜疾病的信心，说服并督促患者配合医疗护理，鼓励患者敢面对惊恐发作，鼓励患者积极参加文娱活动及体育锻炼，使患者在放松的环境中减少惊恐发作。安排好患者的饮食和睡眠。提供安静的环境，减少外界刺激。

（2）患者在惊恐发作时，护士必须镇静，马上让患者脱离应激源或改变环境，有条不紊地进行治疗和护理。明确向患者表示，发作不会危及生命，疾病一定能治愈。对惊恐发作急性期的患者，要陪伴在患者身旁，态度和蔼，耐心倾听和安抚，对其表示理解和同情，并给予适当的安慰。对患者当前的应对机制表示认同、理解和支持，允许自我发泄。惊恐发作时应将患者和家属分开或隔离，以免互相影响和传播，并防止将医护人员的焦虑传给患者。有的患者坐立不安，不愿独处，又不愿到人多的地方去，应尊重患者，必要时专人陪护。

（3）在发作间歇期指导患者进行焦虑控制训练，焦虑控制训练包括三个部分。①自我监测：即每天记录焦虑发作的次数、持续时间、症状表现、严重程度和有关因素。②解释：让患者了解焦虑的表现，以及对躯体症状的担忧致焦虑加重的恶性循环。③自我放松训练：可以是系统松弛操作，或想象松弛的情景等，打太极拳、香功以及呼吸训练等松弛技术也有帮助。最后，注意患者的服药情况，有的患者不能按医嘱服药，因此护理人员应注意患者的服药情况，一定要按时按量服药，注意观察患者的不良反应，及时告知医生，进行及时处理。

36. 女性焦虑患者如何自我保健

第一，保持良好的心态，要知足常乐。第二，保持心理稳定，避免大喜大悲，凡事想得开，促使自己的主观期望不断适应客观现实，不要企图让客观事物纳入自己的主观思维轨道，那不但不现实，而且极易诱发焦虑、抑郁、怨恨、悲伤、愤怒等消极情绪。第三，要注意“制怒”，不要轻易发脾气。第四，轻微焦虑的消除，主要是依靠个人，当出现焦虑时，首先要意识到这是焦虑心理，要正视它，不要掩饰它的存在，能接纳，同时运用注意力转移的原理，及时转移注意力，当注意力转移到新的事物上去了，心理上所产生的新的体验便会驱逐和取代焦虑心理。第五，如果感到焦虑不安时，可以运用自我放松的方法进行调节，比如，闭上双眼，向自己身体发出指令“头部放松、颈部放松……”运用意念的力量使自己全身放松；还可以运用想象放松法来消除焦虑，如闭上双眼，在脑海中创造一个优美恬静的环境，想象在大海岸边，海风轻轻地拂着面颊，海鸥在天空飞翔……焦虑心理可以慢慢得到缓解。

37. 老年期焦虑症患者如何护理

对老年期焦虑的护理，主要是应体谅患者的心境，给予关心和同情，并善于诱导和启发患者努力倾诉内心的痛苦，让其感到“关爱和温暖无处不在”。病情较轻的患者，应鼓励其积极参加文体娱乐活动。对因疾病折磨而产生消极悲观念头的老年患者，应及时予以劝慰和鼓励，进行必要的危机干预，防患于未然。护理应掌握以下原则：①尊重患者，体贴、关心患者，以取得他们的信赖和配合。②要以身作则，在各方面给患者以安全感，让他们感到护理人员既是亲人，又是可依赖的人。③要用和蔼、面带微笑的表情去接触患者，用词妥帖、得体，语气温和。④督促、指导患者进行生活料理（如个人卫生、增减衣物），而不应包办代替。

38. 做梦可以减轻焦虑心理吗

梦境可反映内心世界，做一场好梦可令心情愉悦，为第二天带来好心情。可有人觉得经常做梦是睡眠不佳的症状，担心影响工作和学习。其实做梦有很多好处，它可减轻焦虑心理，可使思维更敏捷，因此，我们都应该追求一场好梦。

梦是潜意识用来解决各种内心冲突的手段。做梦能帮我们了解内心世界，使我们在现实中走得更好、更远。

不管是高尚的人，还是卑微的人，心灵深处都藏着许多欲望。精神分析心理学认为，梦能满足欲望，调节心理平衡。

现代人过度关注外在世界，无暇关注内心感受，导致自我压抑。梦境正是内心各种被压抑欲望的呐喊，提醒我们及时应对。梦还能反映身体状况，如患有慢性脑病的老年人，梦的数量明显少于正常的同龄老年人。

“梦剥夺试验”是一个经典心理学试验。心理学家让受试者在白天学习知识。晚上，其中一组人可不受干扰地安睡，另一组人则在脑电监测仪显示他正在做梦时被叫醒。结果发现，在梦中被叫醒的人学习能力差。

睡梦中，大脑会把新知识与旧知识进行整合，强化记忆、启发思维。德国化学家凯库勒曾在测定苯的结构时被难住。一天，他在半梦半醒中看到碳链变成一条蛇，并咬住自己的尾巴，形成一个环。他猛然惊醒，受到启发，最终通过实验发现，苯的确是一个六角形环状结构。这是他白天的所思所想在梦中得到顿悟的结果。

39. 焦虑症患者如何沐浴治疗

随着社会生活的发展，一些新的治疗方法应运而生，比如比较新颖的沐浴疗法。这种疗法是通过沐浴引起各系统器官功能的变化，从而产生整体效应，达到保健强身的目的。沐浴并不单单是用水来进行洗浴，还包括空气浴、森林浴、日光浴、海水浴或自然景观浴等。经常沐浴可以陶冶情操、移情易性，预防焦虑症的发生或减轻焦虑症症状。

（1）温泉浴：温泉是大自然赐予人类的良药。通常温泉水中含钙、氡、镁、硫等多种矿物质元素，对人体有良好的保健作用。患者定期进行温泉浴，不仅对强健循环系统功能、平稳血压有好处，而且长期坚持，可增强体质，提高免疫力。泉水的温热刺激也是良好的镇静剂，可消除疲劳，缓解紧张焦虑的情绪。

（2）空气浴：空气浴疗法，是指以裸体、半裸体或不裸体的方式，使体表直接接触周围空气，利用空气的物理特性和化学成分来锻炼身体以防治疾病的外治方法。空气浴按季节或气温高低又可分为：温暖空气浴、凉爽空气浴和寒冷空气浴。在夏季或气温20～30℃，可着单薄衣衫，在海边、湖滨、江河岸边、山间、田野、公园等空气新鲜的地方，散步、慢跑、做操或卧、躺。每次15分钟，逐渐增加至1～2小时。在春、秋季节或气温14～20℃，患者半裸体在空气新鲜、安静的环境中静卧或轻微活动。每次5分钟，渐渐增至30～60分钟。在冬季或气温6～14℃，患者先穿单衣到室外散步、活动。待适应后再脱衣进行空气浴治疗。可从3分钟开始，渐渐增至20分钟。上述空气浴，患者可根据自身体质状况选择运用，每日1次。

（3）森林浴：是利用海拔1500米以下的森林气候与天然环境因素，针对慢性疾病患者，在森林疗养院或普通公园内以森林浴或散步的方式，促进疾病的痊愈和身心康复的一种养病方法。森林疗法容易被焦虑症患者所接受，它具有简便易行、轻松活泼且无不良反应的特点。森林是一剂“良药”。人们走进森林，总感到特别轻松，空气特别新鲜。尤其在绿叶繁茂，生机盎然之季，走进这绿色大森林之中，树脂的芳香扑鼻而来，沁人心肺，使人精神倍增。森林特具的绿色，对人类的神经系统，特别是大脑皮质、视网膜神经组织具有调节作用，它能维持血压，减缓血流速度和心跳频率，平静情绪，消除疲劳。因此，当患者闲情逸致地漫步在浓荫的林海，触目皆绿时，就会感到目清眼亮，烦躁不爽的心情会豁然开朗。研究显示，每天在林中漫步1小时，身体的耐力增加15%；嗅觉、听觉和思维活动的灵敏度分别提高20%、13%和24%。进行森林浴最理想的季节是夏、秋两季（5－10月份）。每天行浴的时间以阳光充足的白天（上午10时至下午4时）最为理想。森林浴的气温一般宜在15～25℃，相当于凉爽空气浴的气温。行浴时，患者可先穿宽松衣服在林中散步10分钟左右，并做深呼吸，然后在机体适应的情况下，逐渐脱去外衣，最大的裸露面积是穿短衣、短裤，不宜全裸。行浴方式，既可采用卧于床榻或躺椅上的静式森林浴，也可采用做一般体育活动如太极拳的动式森林浴。第一次行浴时间为15分钟，其中半裸时间不宜过长，以后每次增加5～10分钟，逐步达到60～90分钟1次。每日1～2次，1个月为一疗程。

（4）海水浴疗法：是在海水中游泳或沐浴，以达到强身健体、防治疾病的一种外治方法。对体质较好和会游泳的人，可以直接入海中去游泳。如果体质较差和不会游泳的人，则可在海边浅水中一边欣赏水天相接的开阔壮观，一边冲洗全身，或用手撩海水洗浴。海水浴每次20分钟，体质差者不超出10分钟。

（5）自然风光浴：面对美丽的自然风光，人们常常感到心旷神怡。这种心旷神怡的体验其实就是一种保健的过程。美丽的风景会舒缓人在社会生活中的诸多压力，扫除身心的疲劳感，使呼吸、血压、心率趋于平稳，同时也会唤起人们对生活的热爱，以积极的态度面对人生。焦虑症患者可在生活中多安排一些旅游活动，以放松身心。

三、合理饮食防治焦虑症

✻40. 如何吃对食物赶走焦虑

经常焦虑的人很难放松心情，但这种情绪又必须缓解。此时适当的饮食就显得极重要。愉快的心情不仅仅来自日常生活的感受，也可以来自饮食。科学研究证明，心情愉快与大脑分泌某些激素的多少有关，而这些激素的分泌可以通过饮食控制。

（1）烤土豆和全麦面包：当人焦虑的时候，摄取的糖类可以通过增加血液中5-羟色胺（一种人快乐时大脑大量分泌的物质）和大脑中神经递质的含量，使人变得镇定。烤土豆、全麦面包或低糖全谷类食品等，和糖果比起来需要更长的消化时间，所以它的镇定作用也更持久。

（2）鱼和坚果：确保食物中含有大量的ω-3脂肪酸。有试验表明，食物中所含的必需脂肪酸有助于缓解焦虑和沮丧情绪，让人迅速快乐起来。鲑鱼、亚麻籽油、坚果和鸡蛋都含有大量此类“快乐因子”。

（3）尝试草药茶：许多草药都有缓解压力的作用，包括圣约翰草、甘菊、柠檬等。在选择这些草药之前，一定要与专业人士进行沟通，尤其是在服用其他药品或妊娠、哺乳期间。

（4）补充B族维生素：在劳累或沮丧时，吃上一片复合B族维生素是不错的选择。B族维生素可以“发掘”食物中的能量，尤其是其中的维生素B_6，会参与大脑中5-羟色胺的合成。

（5）千万别让自己饿着：虽然人们经常采取“饥饿”的方式来减肥，但长期的饥饿会导致焦虑甚至躁狂。这是因为血液里的血糖含量过低时，不能保证大脑正常的工作。

（6）多喝水：有些人以为只有口渴的时候才应该喝水，其实，在感觉口渴时，身体已经处于“干涸”状态了。这种缓慢的失水，即使程度很轻，也能引起焦虑。因此，不管有多忙，确保每天至少喝8杯水！

（7）戒掉咖啡：可乐、咖啡、茶，无论以何种途径进食咖啡因，摄取过量都会导致神经系统的紧张和高度警觉，使人变得神经质、焦虑、敏感。对于大多数人来说，摒弃饮食中的咖啡因是对健康最大的帮助。

（8）远离乙醇：许多人喜欢“借酒消愁”，却往往会“越消越愁”。对于大部分人而言，宿醉、失眠、口渴、排尿增加、并发脱水都会诱发焦虑的产生。一杯稀释过的纯果汁是缓解紧张的好选择。

41. 压力大导致的焦虑症如何安排饮食

食用多糖类及全谷类的食物及蛋白质，如糙米、大麦、小麦等，它们可使脑部产生安定作用；蜂蜜能舒缓压力、改善情绪；蛋白质跟安定情绪有直接的关系，如奶制品、豆制品等。维生素A、维生素C、维生素D、维生素E、维生素K、维生素B_1、维生素B_2、维生素B_6、维生素B_{12}等加上各种微量金属钙、铬、镁、锰、硒和锌及胡萝卜素、叶酸等，如深绿色蔬菜、香菇、栗子、南瓜、苦瓜、杏仁、柑橘类水果也能镇定神经。

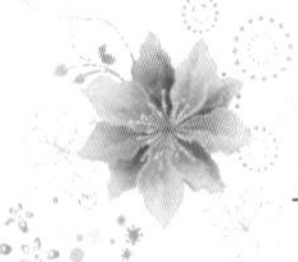

42. 焦虑症患者有何饮食禁忌

日常饮食可以直接影响人的精神和情绪状况，比如长期素食，久忌荤腥，造成体内蛋白质缺乏的，常常会引起忧郁、焦虑、情绪低落的证候；脂肪摄入过量，也容易使人烦躁、忧郁和疲劳。氨基酸和蛋氨酸的缺乏会影响大脑制造神经递质等物质的合成，去甲肾上腺素含量降低，使人萎靡不振，精神忧郁。此外，B族维生素的缺乏，也能使人的记忆力减退、健忘和精神淡漠。下列几种食品可能会诱发或加重焦虑症的发生，应尽量避免或少吃这些食物。

（1）乳酸类：乳酸盐可能引起代谢性碱中毒、低钙血症、有氧代谢异常、β肾上腺素能活动亢进、外周儿茶酚胺过度释放、中枢化学感受器敏感性增高，使有焦虑倾向者产生焦虑表现。

（2）巧克力：巧克力不仅容易发胖，它还含有干酪氨，能够兴奋神经。而焦虑症患者的交感神经兴奋性又过高，所以这类食品不益于食用。

（3）腌熏制品：腌熏制品如熏肉、烤肠、腌制的咸菜等都含有亚硝酸盐，不仅能够致癌，而且能够引起高血压、高脂血症等疾病。并且这些制品大都属于辛热之品，能耗伤阴液，造成身体阴虚燥热状态，加重患者的焦虑情绪。

（4）饮料：某些饮料和添加物也可能引起焦虑症，包括含乙醇的饮料如各种高浓度白酒及红葡萄酒；含咖啡因的饮料如咖啡、可乐和茶。如果每天饮用含大量咖啡因的饮料，人的神经兴奋，很容易引起焦虑症。

43. 不同证型的焦虑症患者如何辨证饮食

（1）肝气郁结型：因情志因素、肝气郁滞所致的焦虑症患者，饮食中可适当补充一些能够行气解郁的食物，如橘子、丝瓜等，橘皮和橘络都能够宽胸理气，丝瓜络也能舒筋活络宽胸。

（2）气郁化火型：因为生气恼怒等情绪导致郁而化热的焦虑症，患者可多食用一些大豆制品及海产品，豆腐和海带往往是最佳选择，它们对稳定情绪有良好的作用，而且二者一起食用，可以相互促进吸收。在日常饮食中，也可多食用一些具有泻火、理气作用的食物，如佛手瓜、苦瓜等，还可经常饮用玫瑰花茶。

（3）心神不宁型：因心胆气虚导致的焦虑症患者在日常饮食中可经常食用一些能够养心安神的食物，如大枣就是一种很好的养血安神之品。

（4）痰热上扰型：属于这一类型的焦虑症患者，在日常生活中一定要注意清淡饮食，最好不要肥甘厚味无所顾忌地吃。因为肥甘厚味能够滋生痰热，加重症状。

（5）心脾两虚型：体质较弱的气血亏虚的患者则应该在日常饮食中多食用一些含铁丰富的食品以及一些动物肝脏，如各种绿色蔬菜尤其是菠菜含铁较为丰富，鸡肝、猪肝等应该多摄取。也可服用一些阿胶制品，如阿胶口服液等。

（6）阴虚火旺型：因阴虚火旺、心神不交导致的焦虑症患者应进行全身调理，多食用一些强身健体、清心火的食物，而不要单单注重如何去补肾。多食用各种食物，包括蔬菜水果、鸡鸭鱼肉、五谷杂粮，就可以很好地强壮身体。

此外，女性更年期带来的焦虑症，可有选择地食用一些有助于缓解激素作用的食物，如牛奶、新鲜水果、蔬菜、燕麦、牡蛎等，这些食物中含有丰富的钙、镁、锌等元素，能帮助缓解过多激素造成的不适。

44. 适合焦虑症患者的药膳有哪些

（1）白参3克，红枣10个，麦冬10克，糯米100～150克，红糖适量，茯苓10克。将参、枣、麦冬、茯苓共煎取汁，与糯米同煮粥，调入红糖即成。

（2）党参20克，当归10克，猪心1具，味精、食盐各适量。将猪心去油脂，洗净，把党参、当归和猪心放入砂锅内，加水适量，用文火炖至猪心软烂即成。食用时可加少许味精、食盐调味。

（3）乌雌鸡1只，生地黄30克，饴糖50克。将鸡宰杀后，除内脏，洗净，把生地黄切成细条，与饴糖拌合均匀，纳入鸡腹内，急缚，放入盆中，将盆置饭盒或蒸笼中蒸熟，取出即可。食肉饮汁，勿加盐。

（4）夜明砂3克，鲜猪肝90克。将夜明砂加清水淘洗，除去泥沙，再把猪肝用竹刀片切碎，与夜明砂拌匀，放入碗内，上笼蒸熟即成。不放调料，趁热食用，每天或隔天1次。

（5）鳖1只，猪脊髓200克，生姜、葱、胡椒粉、味精各适量。将鳖用开水烫死，揭去鳖甲，去内脏和头爪，将猪脊髓洗净，放入碗内，再把鳖肉放入铝锅内，加生姜、葱、胡椒粉用武火烧沸，再用文火将鳖肉煮熟，再放入猪脊髓，煮熟加味精即成。酌量佐餐，食肉喝汤。

（6）酸枣仁10克，生山药30克，茯苓15克，研细粉煮稀粥食用，早期分食，隔日1剂。用于肝气郁结型焦虑症。

（7）连心麦冬、天冬、枣仁（微炒）各10克，大米100克，蜂蜜适量。前3味先煎取汁，与大米煮粥。粥熟调入蜂蜜稍煮即可，逐日分作2次服完，连服1周。用于肝气郁结型焦虑症。

（8）玫瑰花10克。将玫瑰花放入茶壶中，用沸水冲泡，代茶饮用。每日1剂。用于肝气郁结型焦虑症。

（9）青皮15克，酸枣仁10克，佛手20克。将佛手洗净切片，与上味共煮，吃佛手喝汤。每日 1剂。用于肝气郁结型焦虑症。

（10）鲜荔枝30克洗净泡茶饮。用于肝气郁结型焦虑症。

（11）芹菜根250克，鸡蛋2个，同煮至蛋熟。早晚2次分食，连汤服食。用于气郁化火型焦虑症。

（12）苦瓜100克，佛手20克，鸡蛋2个，同煮，蛋熟即成。早晚2次，连汤服食。用于气郁化火型焦虑症。

（13）玫瑰花10克，菊花15克，炒决明子10克，冰糖20克。将玫瑰花制为粗末，冰糖捣碎，与菊花、决明子一同放入茶壶中，用沸水冲泡，代茶饮用。每日1剂。用于肝火上扰之焦虑症。

（14）苹果2个，芹菜4棵。洗净捣碎挤汁，或用榨汁机榨汁，温服。用于肝火上扰型焦虑症。

（15）菊花10克，龙井茶5克。开水冲泡，代茶饮用。用于肝火上扰型焦虑症。

（16）山楂、桑叶各15克，玫瑰花6克，菊花10克。共研粗末，为1日量，分4次用沸水冲泡，代茶饮用。用于气郁化火型焦虑症。

（17）白参5克，茯神15克，酸枣仁10克，砂糖30克。将白参、茯神、酸枣仁煎汤，调入砂糖，代茶频服。人参用纱布包煎，可连续煎用3次。用于心神不宁型焦虑症。

（18）连心麦冬10～15克，大米50～100克。先将麦冬取汁，与大米同煮成粥。粥熟调入适量砂糖服。分2次服，每日1剂。用于心神不宁型焦虑症。

（19）南瓜50克，糯米60克，红枣10克，加适量红糖煮粥，日服2次，连服5天。用于心神不宁型焦虑症。

（20）核桃100克，山药50克，大米100克。将核桃、山药、大米洗净煮粥，日服2次，连服5天。用于心神不宁型焦虑症。

（21）樱桃20克，大枣20克，装入盛有500克白酒的瓶中，浸泡7天，每日早、晚空腹饮用，每次不得超过15毫升。用于心神不宁型焦虑症。

（22）丹参10克，山楂10克，决明子（炒）12克。上药洗净，倒入茶杯中，冲入适量开水，代茶饮。也可将上药煎煮，滤去药渣，将煎液倒入暖瓶中，随时饮用。用于心神不宁型焦虑症。

（23）竹茹10克，陈皮10克，猪脑1个。将猪脑挑净血筋洗净，陈皮、竹茹洗净；置砂盅内，加清水适量，隔水炖熟。分次服食，连服10日。用于痰热上扰型焦虑症。

（24）鲜橘汁30毫升，生姜汁10毫升，蜂蜜40毫升。先将大米煮毕，临熟时下橘汁、姜汁至粥熟，然后下蜂蜜、竹沥。1日内分2次服用。用于痰热上扰型焦虑症。

（25）生姜、橘皮、竹茹各15克。将生姜切片，橘皮、竹茹研末，备用。将以上3味放入砂罐，加适量的水，文火煎煮15分钟，视水沸起泡即可。滤去药

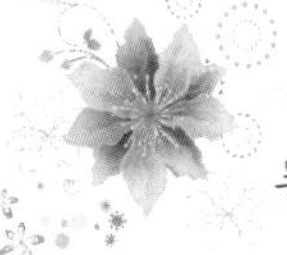

渣，空腹服药液，每次30～50毫升，日服3次。用于痰热上扰型焦虑症。

（26）豆浆500毫升装入锅中煮开，后加入饴糖10克，改用文火熬10分钟，不断搅拌，让饴糖溶化即可。最好空腹服用。每次30～50毫升，日服3次。用于痰热上扰型焦虑症。

（27）牛肉250克，粉丝50克，枸杞子15克，鸡蛋清1个。将牛肉切丝，用盐、淀粉、蛋清拌匀。锅内倒豆油，旺火烧至七八成熟，将粉丝盘成盘状，下锅炸成白色时捞出待用。将牛肉下锅，加枸杞子、葱姜末、黄酒、味精、白胡椒和酱油，添汤后勾芡，倒在粉丝中央。用于心脾两虚型焦虑症。

（28）薏苡仁100克，红枣10枚，大米50克，淘洗干净，放入锅中煮熟。用于心脾两虚型焦虑症。

（29）枸杞子15克，羊脑1个。加水适量，隔水炖之，熟后调味服食，每天1次。用于心脾两虚型焦虑症。

（30）桂圆40克，松子仁20克，洗净入锅，加水适量，用中火烧开，改用文火煮10分钟，加适量白糖调味。用于心脾两虚型焦虑症。

（31）地黄、当归各10克，白芍15克，川芎10克。水煎服，分2次服。用于心脾两虚型焦虑症。

（32）党参、生姜各20克，母鸡半只，葱少许。母鸡去毛及肠脏，洗净，入锅与党参、生姜块共炖汤，炖2小时，用葱、盐、味精等调味。每日分2次佐餐食，连服15日。用于心脾两虚型焦虑症。

（33）山药50克，桂圆干 40克，甲鱼1只约500克重，水1000毫升。将山药洗净，刮去毛皮，切片；桂圆剥去外壳，冲洗干净；甲鱼放入开水锅中盖好，加热，约2分钟后拿出，用冷水冲洗，剥去外面白膜，宰杀，剖腹去内杂。将山药、桂圆、甲鱼一起放入砂锅内，加水清炖，至熟烂为好，肉汤一起食用。用于阴虚火旺型焦虑症。

（34）山药、枸杞子、小枣各20克，鸽子1只。将鸽子用水淹死，去毛及内脏。将前3味用水浸泡2小时，放入鸽子腹腔内缝合，不放盐，隔水蒸熟。饮

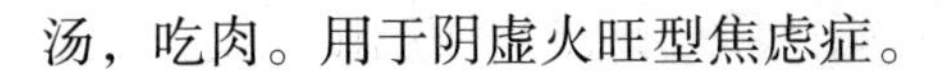

汤，吃肉。用于阴虚火旺型焦虑症。

（35）黄豆、山药各30克，三七、桑椹、钩藤各10克，鸡肉200克。将前5味水煎，去渣取汁，入砂锅内，与鸡肉（切块）炖熟烂。吃肉，饮汤，每日1剂，分3次服。用于阴虚火旺型焦虑症。

（36）枸杞子10克，菊花瓣（鲜）30克，猪瘦肉600克，鸡蛋3个，鸡汤150毫升，精盐1克，白糖3克，黄酒20克，胡椒粉2克，芝麻油3克，葱、姜各20克，湿淀粉50克，味精适量，猪油1000克。将猪瘦肉去皮、筋后切成薄片；菊花瓣用清水轻轻洗净，用凉水泡上；姜洗净后都切成指甲片；鸡蛋去黄留清。肉片用蛋清、精盐、黄酒、味精、胡椒粉、淀粉调匀浆好；用精盐、白糖、鸡汤、胡椒粉、味精、湿淀粉、芝麻油兑成汁。炒锅置武火上烧热，放入猪油1000克，待油五成热时投入肉片，滑散后倒入漏勺沥油，锅接着上火，放进50克熟油，待五成热时，下入姜、葱稍炒，即倒入肉片和洗净的枸杞子，烹入黄酒炝锅，随之把兑好的汁搅匀倒入锅内，先翻炒几下，把菊花瓣接着倒入锅内，翻炒均匀即可。佐餐食用。用于阴虚火旺型焦虑症。

（37）菊花10克，熟地黄、枸杞子各15克。将熟地黄制为粗末，与菊花、枸杞子一同放入杯内，用沸水冲泡，代茶饮用。每日1剂。用于阴虚火旺型焦虑症。

四、经常运动防治焦虑症

45. 有氧运动能减轻焦虑情绪吗

广泛性焦虑症患者的工作、学习和生活质量都有不同程度下降。除了依靠自身心理调整、振奋精神和服用抗焦虑药物来缓解或消除焦虑症状外，有研究显示，日常有规律地进行有氧运动也是行之有效的消除焦虑的方法。

有氧运动是指开展一些运动强度不算大，运动量适中，运动中心率不过快，运动后感觉微汗和身心舒适的运动项目。最常见的有氧运动有快步走、慢跑、骑自行车、游泳，以及打羽毛球、门球、练健身操、广播操、太极拳、跳舞等运动。这些健身运动大多不需要特殊体育器械和场地，非常适合于广泛性焦虑症患者。患者如果能抽出一定时间参加有氧运动，将使精神上得以放松，情绪上得以转换，心理上得以慰藉。特别是参加集体性的有氧运动，通过与他人的交谈和合作，增加人际交往，和谐的人际关系会使患者获得更多的心理支持，会感到轻松和愉快，自信心增强，由此焦虑情绪得以减轻。因此，每天做些简单运动是非常必要的。

46. 俯卧撑能缓解焦虑吗

对于焦虑症的人，很多时候都会感觉到焦虑感，做什么事情都是非常的焦虑，生活彻底被打乱，这个时候，就可以多做一些俯卧撑，可以帮助自己缓解焦虑感。

如果感到焦虑紧张，可尝试手撑墙壁做俯卧撑样的推按动作并配合匀速深呼吸，若过度厌烦甚至恐慌，则有必要在医生的指导下服用药物消除对节后工作生活的恐惧。

47. 焦虑症患者如何通过垂钓放松心情

垂钓是垂竿钓鱼的简称，俗称“钓鱼”，是指使用钓竿、渔钩、渔线等钓具，从江河湖海及水库中把鱼提出来的一项活动。我国的垂钓活动最早出现于原始社会旧石器时代，至今已有数千年的历史。陕西西安半坡出土的骨质鱼钩，距今大约六千年，是我国发现得最早的垂钓文物。垂钓也是一项陶冶情操、舒展情绪、富有情趣、有益身心的养生方法。许多长寿老年人都有垂钓的习惯，我国历史上就出现过许多以垂钓健身的著名人物，如姜子牙、严子陵等。垂钓能使人身体健康，耳聪目明，思维敏捷，精力充沛。垂钓能健身，主要与人的垂钓生涯有相当大的关系。

垂钓是一种行之有效的自我精神疗法。当一条活蹦乱跳的鱼儿被钓上来后，会使人欣喜万分，心中的快乐难以言表。鱼儿进篓，又装饵抛钩，寄托新的希望，因此，每提一次竿，无论得鱼与否，都是一次快乐的享受。此种乐趣冲淡了人们精神上的忧虑、焦虑，患者处于这种精神状态中，必然有利于疾病的医治和病情的好转。此外，垂钓之人始终不急不躁，即使一二个小时鱼不来咬钩，仍能握竿静静地等待再等待，牢牢坚守住自己的阵地，垂钓之人相信自己的判断，充满着信心和耐心。因此，垂钓也能教人自信、理智、沉静和稳重，有助于克服焦虑。

垂钓者从充满尘烟、噪声的城市来到环境幽静的郊外，大自然能让人充分享受阳光浴的洗礼，尽情饱吸野外清纯的空气，放眼大自然的美妙风光，怎不令人心旷神怡，这无疑将对焦虑症患者大有裨益。再说，一直囿于钢筋水泥构筑的狭窄空间中，举目鳞次栉比的座座大楼高厦，有时难免会对物欲横流的时势下所产生的意识畸形和精神扭曲现象发生困惑，产生出些许的逆反心绪来，因此，难免会一叶障目而不见泰山。扛上一竿钓鱼去吧，置身于大自然的怀抱。那时，定会顿觉眼前豁然开朗、天宽地阔。

适合垂钓的地方大多都在郊外河畔水边，空气清新，负离子含量比城市高出许多，让人感到悠闲自得、心旷神怡，有利于人体的新陈代谢；经常到郊外去走走，这本身也是一种锻炼。钓鱼时讲究静中有动，动中有静，动静结合。垂钓者时而站立，时而坐蹲，时而走动，时而又振臂投竿，这就是静中有动，动中有静。静时可以存养元气、松弛肌肉、聚积精力。动时可以舒筋活血、按摩内脏。如此动静结合，刚柔相济，就使人体内脏、筋骨及肢体都得到了锻炼，增强了体质。

垂钓时，钓鱼者的注意力必须高度集中，全神贯注，心无所思，耳无所闻，眼、脑、神专注水面上漂子的沉浮。这时大部分脑神经得到充分的休息，进入练气功要求的高度放松入静的境界，使身体得到深层次的锻炼，起到调节神经、消除疲劳、增补元气的作用。

48. 焦虑症患者如何通过跳绳放松心情

跳绳，是一人或众人在一根环摆的绳中做各种跳跃动作的运动游戏。中国人有一名俗话，叫作“跳一跳，十年少”。低温季节尤其适宜跳绳，持续跳绳10分钟，与慢跑30分钟或跳健身舞20分钟相差无几，可谓耗时少，耗能大的需氧运动。

跳绳的特点主要有：①不受人数、场地、时间、季节、性别、年龄的限制，只要有一小空场地，一条绳子，一个人、两人或多人都可以玩起来，是一种简便的锻炼方法。②跳绳可跳出多种花样，需要手、脚的协调配合，并富有较强的节奏感，因此玩起来绝无枯燥无味之感。③跳绳运动量可大可小，锻炼强度也可自由掌握，因此不分男女老幼，只要身体状况允许都可用跳绳来锻炼身体。强度大的跳绳可令人大汗淋漓，相当于跑百米；强度小的跳绳活动，可以用来做运动前后的准备、放松和整理活动。④跳绳要求手、臂、腰、腿、足全面配合，使身体得到全面锻炼，可以提高身体的协调性、灵敏性、速度、耐力和爆发力等。同时，跳绳是一种极安全的运动，极少有运动伤害的发生，即使跳跃失败或停顿，也不会有坠落、跌倒、冲突或被用具所伤的危险。有人认为跳绳很容易伤害到膝盖，但实际跳绳对膝盖的冲击力量只有跑步的1/7～1/2。而且，只要你能抓住跳绳的技巧——用脚底的前端着地，那么你离地不过只有3～5厘米，对身体的冲击是相当小的。⑤跳绳对多种脏器具有养生保健作用。跳绳能增强人体心血管、呼吸和神经系统的功能。跳绳有放松情绪的积极作用，因而也有利于女性的心理健康，对于焦虑症的患者也大有裨益。运动最健脑，这是因为运动能促进脑中多种神经递质的活力，使大脑思维更为活跃、敏捷，同时，运动可提高心脏功能、加快血液循环，使大脑获得更多的氧。增氧运动有健脑作用，尤以跳绳运动为佳。足是人体之根。跳绳可促进循环，使人精神舒适，行走有力，可起到通经活络、健脑和温煦脏腑的作用。

跳绳方法：绳子一般应比身高长60～70厘米，最好是实心材料，太轻的反而不好。跳的时候，用双手拇指和示指轻握，其他指头只是顺势轻松地放在摇柄上，不要发力。另外，要挺胸抬头，目视前方5～6米处，感觉膝关节和踝关节的运动。跳绳的练习方法是多种多样的，有持绳的各种举摆动作，也有单足跳、双足跳、走步跳、交叉跳、蹲跳等。

跳绳的时间选择：跳绳没有特定的时间要求，清晨跳绳可以使人头脑清醒，精力充沛。

跳绳的一般禁忌证：不是所有人都适合跳绳。虽然跳绳健身简单易行，但 1 分钟至少要跳72次，如有心脏病、关节炎或肥胖症就不适合了。

对特殊人群的要求：①老年人应慎选跳绳。因为年过花甲的人膝关节本身已存在退行性改变，其功能只能维持日常生活需要及适度的运动。如果勉强跳绳，那就超过了膝关节的耐受限度，势必加剧膝关节的蜕变与损伤，进而易导致膝关

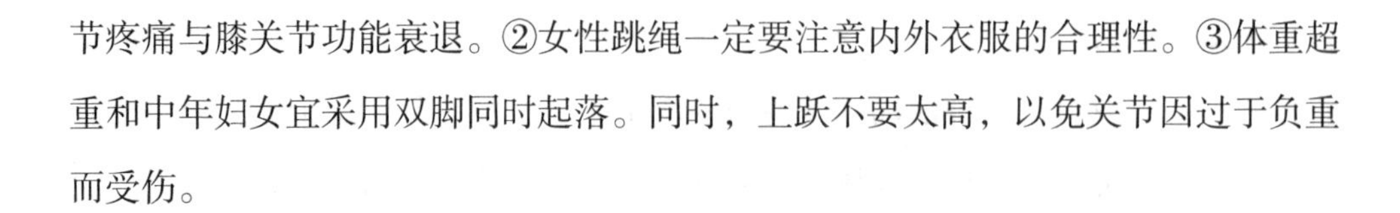

节疼痛与膝关节功能衰退。②女性跳绳一定要注意内外衣服的合理性。③体重超重和中年妇女宜采用双脚同时起落。同时，上跃不要太高，以免关节因过于负重而受伤。

49. 焦虑症患者如何通过打太极拳放松心情

太极拳是汉民族辩证的理论思维与武术、艺术、引导术、中医等的完美结合，它以中国传统儒、道哲学中的太极、阴阳辨证理念为核心思想，集颐养性情、强身健体、技击对抗等多种功能为一体，是高层次的人体文化。作为一种饱含东方包容理念的运动形式，其习练者针对意、气、形、神的锻炼，非常符合人体生理和心理的要求，对人类个体身心健康以及人类群体的和谐共处，有着极为重要的促进作用。

运动医学研究表明，太极拳具有补益肾精、强壮筋骨、抵御疾病的作用，经常坚持这项运动，能防止早衰，祛除疾病，延缓衰老，使人延年益寿。太极拳不但活动全身各个肌肉群、关节，还要配合均匀呼吸与横膈运动，而更重要的是需要精神的专注，静、用意，更注重精神和心理素质的修养以及思维的形象化训练。它的动作应轻灵、活泼、矫健，表现出气宇轩昂而又安逸恬适。这样就使中枢神经系统得到了良好的调节，对焦虑症患者尤为适宜。

50. 焦虑症患者如何通过慢跑放松心情

慢跑，亦称为缓步、缓跑或缓步跑，是一种中等强度的有氧运动，目的在于以较慢或中等的节奏来跑完一段相对较长的距离，以达到热身或锻炼的目的。慢跑可以增进健康、增强体质、减肥防胖并求体态优美和心情舒畅。慢跑是锻炼心脏和全身的好方法，慢跑对于保持中老年人良好的心脏功能，防止肺组织弹性衰退，预防肌肉萎缩，防治冠心病、高血压、动脉硬化等，具有积极的作用。焦虑症患者适当地进行慢跑，有利于血液的流通顺畅，缓解紧张情绪，增强体质，从而达到治疗预防的目的。

慢跑时，全身肌肉要放松，呼吸要深长，缓缓而有节奏，可两步一呼、两步一吸，亦可三步一呼、三步一吸，宜用腹部深呼吸，吸气时鼓腹，呼气时收腹。慢跑时步伐要轻快，双臂自然摆动。慢跑的运动量以每天跑20～30分钟为宜，但必须长期坚持方能奏效。慢跑运动可分为原地跑、自由跑和定量跑等。原地跑即原地不动地进行慢跑，开始每次可跑50～100步，循序渐进，逐渐增多，持续4～6个月之后，每次可增加至500～800步。高抬腿跑可加大运动强度。自由跑是根据自己的情况随时改变跑的速度，不限距离和时间。定量跑有时间和距离限制，即在一定时间内跑完一定的距离，从少到多，逐步增加。

跑步的节奏应该尽可能地维持不变，躯干伸直，双臂弯曲，两手放松，头不能摆动。呼吸同样应该有节奏，用鼻子吸气，嘴巴呼气，以避免出现岔气。跑步虽动作简单，但如果姿势不正确，不仅达不到理想的健身效果，还有可能给身体带来损害。跑步时，腿部动作应该放松。一条腿后蹬时，另一条腿屈膝前摆，小腿自然放松，依靠大腿的前摆动作，带动髋部向前上方摆出。以脚跟先着地，然后迅速过渡到全脚掌着地。不能全脚掌着地的方式跑步，长此以往易引发胫骨骨膜炎。此外，跑步时自然摆臂很重要。正确的摆臂姿势可以起到维持身体平衡、协调步频的作用。摆臂时肩部要放松，两臂各弯曲约成90°，两手半握拳，自然摆动，前摆时稍向内，后摆时稍向外。

51. 焦虑症患者如何通过瑜伽放松心情

瑜伽这个词，是从印度梵语而来，其含意为“一致”“结合”或“和谐”。瑜伽源于古印度，是古印度六大哲学派别中的一系，探寻“梵我合一”的道理与方法。而现代人所称的瑜伽则主要是一系列的修身养性方法。可以说，瑜伽是一个通过提升意识，帮助人类充分发挥潜能的体系。瑜伽姿势运用古老而易于掌握的技巧，改善人们生理、心理、情感和精神方面的能力，是一种达到身体、心灵与精神和谐统一的运动方式，包括调身的体位法、调息的呼吸法、调心的冥想法

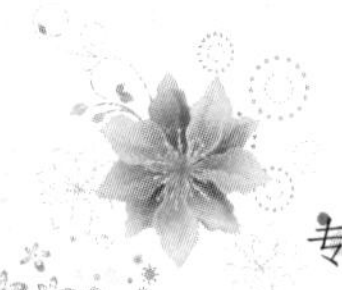

等，以达至身心的合一。瑜伽这种修身养性方法可以使焦虑症患者的心情放松，症状得以改善。

现代医学研究表明：瑜伽能加速新陈代谢，去除体内废物，形体修复、调理养颜从内及外；瑜伽能带给人优雅气质、轻盈体态，提高人的内外在的气质；瑜伽能增强身体力量和肌体弹性，身体四肢均衡发展，使人变得越来越开朗、有活力、身心愉悦；瑜伽能预防和治疗各种身心相关的疾病，背痛、肩痛、颈痛、头痛、关节痛、失眠、消化系统紊乱、痛经、脱发等都有显著疗效；瑜伽能调节身心系统，改善血液环境，促进内分泌平衡，内在充满能量。最重要的是：瑜伽能消除烦恼，减压养心，释放身心，全身舒畅，心绪平静，冷静思考，达到修身养性的目的；瑜伽能集中注意力，是学生及压力人群提高学习及工作效率的最佳休息法、锻炼法。由于瑜伽使包括脑部在内的腺体神经系统产生回春效果，心智情绪自然会呈现积极状态。它使你更有自信，更热诚，而且比较乐观。每天的生活也会变得更有创意。

瑜伽与其他运动一样如果练习不正确是会给身体带来一定伤害的，需在专业人士指导下练习瑜伽。作为练习者，应随时遵循瑜伽练习中的自然规律循序渐进，不和他人相比。许多人在练习初期总是认为练习瑜伽需要很好的柔韧性，看到身边其他练习者或者教练能做得比自己更伸展或者更高难的动作，就会急功近利得想做到那样，这样往往会因为着急而伤害自己的关节和肌肉，练习效果也会适得其反。

整个练习过程中还有一个不可忽视的环节就是：热身，即准备练习，也可以是一些较简单的瑜伽动作。如果缺了这一项，就很可能会受伤或者难以完成动作。例如：在力量瑜伽的练习当中，做上犬式时，如果没有适当的准备练习，就很容易紧张。一旦不能支撑住时，关节就会使劲，身体就很容易受伤害。

52. 焦虑症患者如何通过静坐放松心情

静坐可以澄清思虑，增进健康，是修养身心的一种重要方法。静坐不但在生理方面可以使血液运行优良. 就是在心理方面也能使全身精神归于统一集中，而促使心理健康，对于焦虑症患者而言，则可以通过静坐放松心情，同时心理既安宁而正常，思想也清明而愉快，自然又能促使体气和平，祛病延年。

静坐前的准备：①静坐最好能另觅静室，假使条件不许可，那么可就在卧室中。窗门宜开，使空气流通，但有风处不宜坐，门能关闭更好，以免别人的骚扰。②坐时或另备坐凳或就在床上，但总以平坦为宜，座位上需铺被褥或垫子，务使软厚，以便于久坐。③在入坐之前，应宽松衣带，使筋肉不受拘束，气机不致阻滞，但在秋冬等寒冷时，两腿必须盖好，以免膝盖受风。

静坐时的两腿必须盘起来。先将左胫加到右股的上面，再将右胫扳上来加到左股的上面，这种坐法普通叫作双盘膝，也叫双跏趺；因为这样的姿势可使两膝盖的外侧都紧靠着褥垫，全身的筋肉正像弓弦的伸张，坐时自然端直，不至于左右前后地倚斜。不过这种坐法，假使初学和年龄较高的，觉得难以仿效，那就不必勉强，可改用下列第二种方法。盘时可随个人的习惯，或将左胫加到右股之上，或将右胫加到左股之上，这种坐法普通叫作单盘膝，也叫单跏趺，比较双盘膝有些缺点，因为假使将左胫加于右股之上，那么左膝盖外侧必落空，不能紧靠着褥垫，身子易向右倾斜，假使将右胫加于左股之上，那么右膝盖外侧必落空，不能紧靠着褥垫，身子易向左倾斜、初学的人，不能双盘，自以单盘膝为宜，但须注意姿势端直，能使身体不倾斜，那么功效还是一样的。

初学盘腿的时候，必将发生麻木或酸痛，必须忍耐。练习久后，自然渐进于自然。当麻木到不能忍受时，可将两腿上下交换，假使再不能忍受，那么可暂时松下，等麻木消失后再放上去。假使能十分忍耐，听其极端麻木，渐至失去感觉，此后它能反应，自然恢复原状，经过这样阶段，几次之后，盘坐时便不会再麻木了。

静坐时胸部可微向前俯，使心窝降下，所谓心窝降下，就是使横膈膜松弛。胸内肺与胃之间有横膈膜，恰在胸部两胁间凹下的地方，叫作心窝。我们初学静坐时，常觉胸膈闭塞不舒，这是说明心窝没有下降，这时可用下面所说的调心一节、系心脐间或脐下的办法使横膈膜松弛，心窝处轻浮而不着力，久后自能降下，而得调适。臀部宜向后稍稍凸出，使脊骨不曲。脊骨的形状，本来三折如弓，在臀部处，略向外弯，所以坐时臀部宜向后稍稍凸出；但不必有意用力外凸，可依循自然的姿势。腹的下部宜宽放镇定，镇定下腹的目的是在使全身的重心安定。

静坐时两手仰掌，以左掌安放在右掌上面，两拇指头相拄，安放在脐下跏趺之上。假使单跏趺，是右胫加在左股上，那么应将右掌安放在左掌上。两手这样安放，既自然，安适，且最能助长定力。

静坐时，头颈正直，但须自然不可故意挺直。两耳宜如不闻。眼宜轻闭，也有主张两眼微开的，这叫作垂帘，大抵坐时易于昏睡的，宜用这个方法。口宜噤闭，舌抵上颚，也是使筋骨团结的意思。呼吸宜用鼻，不可用口。坐时臀部也可垫高一二寸，以个人的舒适为度，并须使肾囊不受压迫。身宜平直，脊骨不要曲，要自然安稳地端正而坐，因为身正则气正，气正则心也正。坐毕将起，先想气从全身毛孔放出（否则以后坐时，可能会感到烦躁不安）。然后渐渐动身及舒放两臂，并将两手搓热，抚摩面目，然后放足，用手按摩足部毕，缓缓起身。

呼吸与我们生活功能关系很大。一呼一吸叫作一息，呼吸肌肉有二个部分，一是肋骨间的肌肉，一是膈（即横膈膜）的肌肉，呼吸运动也受中枢神经系统的控制，在大脑下方的延髓中，有一部分神经细胞是管制呼吸的，叫作呼吸中枢，它跟呼吸肌肉发生联系。呼吸的机构，外面是鼻，里面是肺，肺叶的位置是在两胸部内。呼吸时，肺部的张缩有天然的规律，我们平时的呼吸大都不能使肺叶尽量张缩，只用肺的上部，而肺的下部几乎完全不用，因此不能尽吐碳吸氧的功用，以致血液不洁，百病丛生，这都是呼吸不能合乎规律的缘故。呼吸的方法有自然呼吸和正呼吸两种。

首先是自然呼吸，也叫作腹式呼吸，因为在呼吸时，一呼一吸，必须都能达到下腹部。在吸气时，空气入肺，充满周边，肺底舒张，抑压横膈膜，使空气下降，这时胸部空松，腹部外凸，在呼气时，腹部收缩，横膈膜被推而上，上抵肺部，使肺底浊气，外散无余。可见呼吸作用，虽与肺叶有密切关系，但它的伸缩，常须依靠下腹和横膈膜的运动，方能合乎自然大法，使血液循环流畅。我们不但在静坐时须用此法，实际上，不论行、住、坐、卧，应该随时使用。关于自然呼吸法的调和方法如下：①呼息时，脐下腹部收缩，横膈膜向上，胸部紧窄，肺底浊气可以挤出。②吸息时，从鼻中徐徐吸入新鲜空气，充满肺部，横膈膜向下，腹部外凸。③呼息吸息，均使自然，渐渐细长，达于下腹。④呼吸渐渐静细，出入很微，反复练习，久之自己不知不觉，好像无呼吸的状态。⑤能做到无呼吸的状态，那么没有呼息，也没有吸息，虽有呼吸器管，好像不必用它；而气息仿佛从全身毛孔出入，到这一步，可以说达到了调息的极功。不过初学的人，切不可有意去求，必须听其自然。

其次是正呼吸，这一方法，主张呼吸宜细长，宜达于腹部，以及使横膈膜上下运动等，都与自然法没有两样。不过呼吸时腹部的张缩完全相反。因为反乎自然呼吸，所以也叫作逆呼吸。关于正呼吸的调和方法如下：①呼息宜缓而长，脐下气满，腹部膨胀，胸部空松，横膈膜弛缓。②吸息宜深而长，空气满胸，胸部膨胀这时脐下腹部收缩。③肺部气满下压，腹部收缩上抵，这时横膈膜上下受压逼，运动更为灵敏。④在静坐时，呼息及吸息，宜极静细，以自己也不闻其声合宜。

以上两种呼吸方法，有主张吸息宜比呼息加长的，也有主张呼息宜比吸息加长的，但根据一般实验，似以长短相等为宜。此外，无论自然呼吸和正呼吸，目的都在使横膈膜运动。正呼吸是用人功使腹部的张缩逆乎自然，而加强横膈膜的弛张和收缩，使更易运动。不过，由于这一方法参用人功，学时有宜有不宜，并不是人人可学，总不如自然呼吸的毫无流弊。

为了使呼吸能够正常而熟练，宜加以练习，且由于我们平时的呼吸，每次只能吸入约350立方厘米的空气，这样气体的交换，并不是经常够用的。如果能加强呼吸的深度，那么每次便能吸入1500～2000立方厘米的空气，做到充分交换肺

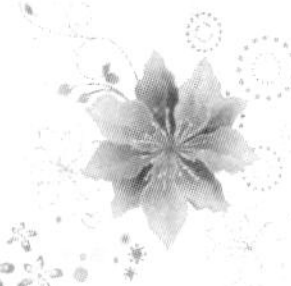

里的气体。但静坐时，必须逐步做到无思无虑，假使注意呼吸，心便不能宁静，而且在静坐时，决不宜行深呼吸，因此呼吸的练习，宜在静坐的前后，无论自然呼吸和正呼吸，有共同之点如下：①盘膝端坐，与静坐的姿势相同。②先用短呼吸练习纯熟，渐渐加长，最长时每一呼一吸约能占时一分钟，但决不可勉强，务使自然。③呼吸的气息，宜缓而细，静而长，徐徐注入下腹。④呼吸时应用鼻而不可用口，因为鼻是专司呼吸的器官，内有毛，可以障蔽尘埃。口并非呼吸器，假使用以呼吸，等于侵夺鼻的功用，渐渐有使鼻孔阻塞的可能，而且尘埃入口，易生疾病，所以无论什么时候，口宜噤闭，不但在静坐时应该这样。⑤每日清晨可择空气新鲜的地方，练习5～10分钟。⑥至于静细的呼吸，每口不论什么时候，随时随地，都可练习。

53. 焦虑症患者还可以做哪些运动

为了治疗焦虑症和预防焦虑症的发生，在日常生活中可根据自己的爱好选择运动方式。运动可使与肌肉运动有关的脑细胞处于兴奋状态，从而使大脑皮质管理思维的部分得到充分休息，缓解脑力疲劳。同时，使神经系统对于疲劳的耐受力和对外界环境的适应能力提高。运动疗法对调节大脑的兴奋抑制状态，改善情绪，分散对疾病的注意力是很有益处的。

（1）简易健身操。①头颈部运动：坐在沙发上，双手叉腰，头做绕环，正反方向交替做。双手抱头，用力向胸前压，然后放松，头尽量向上抬起，重复几遍。②上肢运动：坐或站立，两臂侧举，手指向上，做直臂向前、向后绕环。次数不限，做到两臂酸胀为止。③腰部运动：站立，双脚分开，手叉腰，做转腰动作，按顺、逆时针交替做，次数不限。④下肢运动：坐在大沙发上，双手放体侧，上身后仰，手支撑住身体，双脚勾脚尖，抬起与地面成45°，做蹬自行车的动作。

（2）“缺氧”保健操：此操自始至终在床上仰卧操练。①仰卧，两臂沿躯干放好，两腿伸直，全身放松，保持平静，持续用鼻吸气，用嘴呼气，重复6

次。②头偏向右侧，右手掌内侧轻压颈部左半边皮肤，从下颌角向下摩擦至同侧锁骨，另一侧也照样做。每边重复做5次。③两手掌轮流从前额中心朝太阳穴方向推摩前额30秒钟。每边重复做5次。④两臂沿躯干放好，全身放松，做3～4次深吸气和深呼气，然后休息30秒钟。⑤4个手指头屈曲放在两侧颧骨上与眼角平齐，开始时用力挤压，然后放松，一压一松持续6～10秒钟，休息10秒钟，共重复做4次。⑥闭眼，用两手指从跟内角朝外角推摩太阳穴，重复做5次。⑦两臂上举合掌，后仰——吸气，两臂沿躯干放下——呼气，重复做5次。⑧两臂往两侧伸展，吸气，将两掌放在胸腔下部压住胸腔，通过半闭的嘴唇持续呼气，重复做5次。

（3）俯卧撑：以每天俯卧撑10个为目标，逐渐增加。如果由于身体太重、腕力不足等而无法完成，可以在两只手腕之间放置一个枕头。如果弯曲手腕而不能支撑整个身体，可以改为使额头抵住枕头。这种方法的最大优点在于，由于用双手支撑体重，可以刺激整个手掌。次数不必拘泥。

（4）交替运动。①上下交替：经常从事慢跑者，尽管腿部肌肉得到了最大锻炼，但上肢却没有得到多少活动，可进行一些锻炼上肢的运动项目，如投掷、打篮球、排球等。②前后交替：一般的运动项目都是“往前”，可同时做一些“后退”为主的运动，如后走、后跑、后翻滚等。③左右交替：平时习惯用左手、左腿者，不妨多活动右手、右腿。相反，平时习惯用右手、右腿者，不妨多活动左手、左腿。左右交替的好处是，不仅使左右肢体得以“全面发展”，而且还使大脑左右部也得以“全面发展”。④体脑交替：有的人单单喜欢下棋、竞猜等智力游戏，另一些人又仅仅热衷于增强体能的打球、田径运动，为了达到既增强体质又锻炼大脑的目的，不妨两者结合，即健身的同时，莫忘健脑。

（5）站桩。①预备：两脚略分开成八字形，与肩同宽，两腿放松稍弯曲，臀部放松，双手叉腰，两眼稍闭，自然呼吸2～3分钟，由头至脚地放松，然后可以选择以下3种方式进行锻炼。这3种方法可以相互转换地练习，但不可过勤地转换，防止效果不好。初学者每日练习2次，练习的时间应根据自己的身体情况来

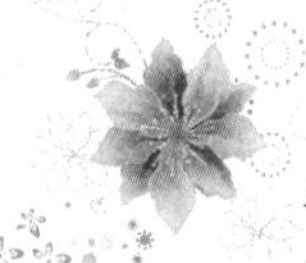

决定。选择空气清新、安静宜人的环境进行练习。②抱球式：两臂慢慢抬起，环抱呈半圆形，好像抱着一个大气球，双手手指相对距离24～27厘米，五指分开，手与身体的距离不超过30厘米。高度在乳房与肚脐之间，手指放松、微曲。③托球式：全身的力量放于脚掌稍后处，肩稍向后张，胳膊与身体略有一段距离呈半虚状，两手掌掌心向上，左右相距3拳左右，手掌距身体30厘米左右，好像托着一个大气球。④扶按式：扶按式是抱球式的辅助式。抱球劳累时，将两臂稍微抬起，手掌轻轻翻转朝下，双手有如扶按在漂浮水面的气球上一样，手有浮托之感。

五、心理调适防治焦虑症

54. 焦虑症如何心理治疗

自20世纪80年代后期，焦虑障碍的非药物治疗取得了巨大的进步。很多心理疗法，如支持性心理疗法、经典心理分析、内省心理疗法，都可以用于治疗焦虑障碍，但用得最多的是行为疗法（RT）和认知行为疗法（CBT）。由贝克、艾里斯和克拉克的认知理论和方法同斯金纳和巴甫洛夫的行为理论和方法整合起来的认知行为疗法，在焦虑障碍的治疗中占有重要的地位。

心理治疗是指临床医师通过言语或非言语沟通，建立起良好的医患关系，应用有关心理学和医学的专业知识，引导和帮助患者改变行为习惯、认知应对方式等。药物治疗是治标，心理治疗是治本，两者缺一不可。适合焦虑症患者的心理治疗有生物反馈治疗、放松治疗等。

越早诊断，越早治疗，焦虑症的预后就越好。经过专科规范治疗后，绝大多数患者会得到临床康复，恢复往日愉快心情。

特别应该强调的是：症状缓解后，仍需要坚持服用1～2年抗抑郁药物；停药及减药需咨询专科医生，千万不要擅自调整药物治疗方案。

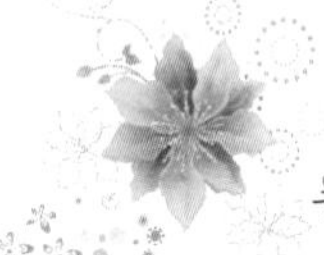

55. 什么是支持性心理治疗

支持性心理治疗是使用最广泛的心理疗法，也是最容易使用的心理疗法，也广泛用于治疗各种焦虑障碍。仔细倾听患者的叙述可以使患者感到医生十分关心他们和认真注意他们的病情。解释和保证对于焦虑患者尤其重要，医生首先应向患者解释。他们所患焦虑障碍的性质以及说明伴随的躯体症状不是由躯体疾病引起，而是焦虑的躯体表现，而且保证他们没有严重躯体疾病，这有助于减轻患者对自己所患疾病的担心和恐惧。医生应该与患者一起探讨引起焦虑的促发因素，并利用其医生的权威建议患者做适当调整。有些患者的焦虑可能与生活方式有关，调整生活方式后可以使焦虑减轻。例如，有的患者由于过度饮咖啡而引起焦虑或惊恐发作，减少饮咖啡量之后，焦虑或惊恐发作会明显减轻；有些患者的焦虑或惊恐发作，可能与使用苯丙胺或其他兴奋物质有关；在戒除所用的物质后焦虑或惊恐发作也会明显减轻；还有的患者可能由于工作安排太紧张而使焦虑或惊恐发作加重，适当减少工作时间、保证有足够的时间休息和娱乐有助于减轻焦虑或惊恐发作。生活事件也可以加重焦虑，可为他们提供如何处理生活事件的建议。

56. 什么是行为疗法

行为疗法是一种采用实验心理学方法改变个体的症状和行为的心理疗法，这种方法也称为行为矫正或行为心理疗法。行为疗法的目的是直接纠正患者的行为或症状的治疗方法，即当患者的症状表现为异常行为或与行为相关如不敢进行某种行为时，鼓励患者进行这种不敢进行的行为，从而改变患者的适应不良行为。例如，恐怖症患者回避某种场合，则鼓励患者进入他们害怕的场合——这称为暴露疗法。这种方法看似简单，但要获得好的效果需要克服两个困难：首先，患者常常不能觉察到在这些场合有异常行为，也不试图及时纠正这些行为；其次，要建立正确的行为，需要反复练习很长的一段时间，而很多患者缺乏毅力。详细记录症状的发生过程、促发事件和个体的应对方法，这样可以帮助个体识别自己的异常行为，这种方法称为行为分析。以社交恐怖症为例，虽然社交恐怖症患者知道在社交场合焦虑，但他们很少知道自己怕环境中的什么，以及回避什么。通过行为分析可以确定患者究竟害怕什么，如同一位不熟悉的人说话时，患者害怕的可能是开始交谈。逐渐暴露于所害怕的事物通常比没有针对性的方法能更有效地减轻焦虑。行为治疗要获得好的效果需要克服动机不足。虽然大多数患者都希望治好自己的病，但通常缺乏适当的动机，不能持续较长时间重复行为练习。缺乏动机常常归咎于前控制异常行为不成功引起的士气低落，采用向患者解释现在所用的方法不同于患者以前所用的方法，常常能提高他们的动机。如果在练习中能证明所用方法的效果，患者的动机更容易维持。

行为治疗需要采用各种行为技术，通常采用呼吸训练、松弛训练、暴露疗法、想象脱敏疗法、暴露和反应阻止疗法、社交技巧训练、自我控制技术等方法。

57. 焦虑症患者如何呼吸训练

深而缓慢的呼吸对身体有放松效应，还可防止呼出太多的二氧化碳，从而避免引起某些焦虑样症状。这是一种最简单的放松方法，也最容易练习。

焦虑症患者在面临情绪紧张时，不妨做深呼吸，这有助于舒解压力、消除焦虑与紧张。人在焦虑时，脉搏会加速，呼吸也加快，而深呼吸可以减缓呼吸速率，使身体相信焦虑已经过去。正确的呼吸训练方法如下：保持坐姿，身体后靠，不要驼背，五指并拢，双掌放于肚脐上。把肺想象成一个气球，用鼻子长长地吸一口气，把气球充满气，保持2秒钟，这时看到手被“顶起”；再用嘴呼气，给气球“放气”，看手是否在慢慢回落。学会腹式呼吸后，开始学计时，不让呼吸变快，用4秒吸气，再用4秒呼气。

控制呼吸的方法必须每天坚持练习多次。在练习的时候，已经在帮助焦虑症患者降低对焦虑的易感度。当然，重要的是经常操练，达到不假思索地使用这

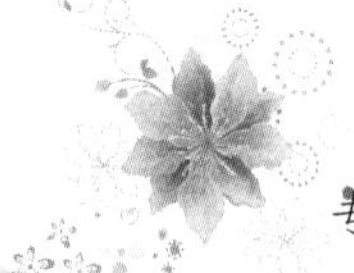

种呼吸法，在焦虑发作时，就能派上用场了。在面临每天的例行干扰之前，进行短暂呼吸训练，可以大幅改善焦虑的程度。例如，当电话铃响时先做个深呼吸，然后再接听。养成这种有意识放松数秒钟的习惯，可充当有效的镇静剂，控制焦虑，而不是被焦虑所掌控。

58. 焦虑症患者如何松弛训练

人类通过松弛疗法治疗某些疾病已有很长的历史了。我国的气功疗法、印度的瑜伽术、日本的坐禅，以及近代德国斯库尔兹的自我训练法、美国雅克布松的渐进性放松训练等，都是以放松为主要目的的自我控制训练。实践表明，这些松弛训练可以使机体产生生理、生化和心理方面的变化，对于一般的精神紧张、神经症有显著的疗效。松弛疗法是治疗焦虑症最常用的一种治疗方法，因其简单易学，所以放松技术被许多焦虑症患者接受和采用。近年来放松训练发展了五大类型：①渐进性肌肉放松；②自身训练；③自我催眠；④静默；⑤生物反馈辅助下的放松。

第一次松弛训练应在心理治疗医师的指导下进行，后来可以采用磁带播放松弛训练指导语进行训练。可以一人单独训练，也可以小组为单位进行训练。训练应当规律地定时进行，每天训练2～3次，每次20～30分钟。

选择安静、光线柔和、陈设简单的房间（训练一段时间后可选择使人紧张的场合进行），让受训者舒服地躺靠在沙发上，双臂自然放在沙发扶手上（也可仰卧在床上）。第一次松弛训练前，心理治疗医师对松弛训练做简单扼要的介绍，然后再开始训练。下面是松弛训练的指导语。

现在进行肌肉放松训练。先学会收缩和放松不同部位的肌肉，在练习时请仔细体验肌肉紧张和放松的感觉。请将背靠在椅子上，尽量使自己保持舒服的体位。我们从手臂开始。请用力屈曲你的前臂，保持一会儿，请仔细体会双上臂肌肉的紧张感（约7秒钟，下面肌肉紧张的时间类似）……好，现在请慢慢伸直双臂，将双手臂放在沙发扶手上，让双上臂放松，请仔细体会双上臂肌肉的放松感

（约15秒钟，下面肌肉放松的时间类似）。下一步，请将双手用力握拳，保持一会儿，请仔细体会双前臂肌肉的紧张感……好，现在请慢慢放松你的手指，将手放在沙发扶手上，让前臂放松，请体会前臂肌肉的放松感。

现在练习头面部肌肉。先将眉毛往上抬，请仔细体会前额肌肉的紧张感……好，现在放松额部肌肉，请仔细体会额部肌肉的放松感。现在请皱起眉头，这是紧张时的表情，请仔细体会面部肌肉的紧张感……好，放松眉头，请仔细体会面部肌肉的放松感。现在咬紧牙齿，请仔细体会咬肌的紧张感，咬紧，使劲咬……好，放松，再放松，完全放松时下巴是会下垂的，请仔细体会下巴的放松感。

现在练习颈部肌肉。请笔直地坐着，不要背靠沙发，请仔细体会背部和颈部肌肉的紧张感……好，现在放松背部肌肉，靠在沙发上；再放松颈部肌肉，让头自然下垂，任其前倾或后仰，请体会背部和颈部肌肉的放松感。

现在练习抬肩和举臂，请仔细体会肩肌的紧张感……好，放松肩部肌肉，让肩和上臂自然下垂，请仔细体会肩部肌肉的放松感。

现在练习胸部和腹部肌肉。先慢慢深吸气，然后慢慢地用力将气呼出去……请重复一次深吸气和深呼气，同时仔细体会胸部肌肉的紧张和放松感……好，现在慢慢收缩腹部肌肉，然后慢慢放松腹部肌肉，应感觉到内脏下垂感……请重复一次收缩和放松腹部肌肉，仔细注意腹部肌肉的紧张和放松感。

最后，我们练习下肢。请将双足的足趾往上跷起，然后将双腿伸直，用劲伸直，双足抬起来，请仔细体会大腿部肌肉的紧张感……好，将脚放下，放松双腿，体会大腿的放松感。再将足趾往下勾起来，并往下压，将膝关节弯曲，用力弯曲，请体会腓肠肌（俗称腿肚子）的紧张感……好，现在放松下肢，完全放松，请仔细体会腓肠肌的放松感。

已经练习完了一遍，请仔细回忆一下头部、面部、颈部、背部、胸部和腹部以及上、下肢肌肉紧张和放松的感觉。现在请同时握拳、皱眉、咬牙，使劲，坚持……好，请同时放松，完全放松……好啦，你已经完全明白什么是紧张、什么是放松了，现在开始正式练习放松。先放松双手，接着放松双腿，接着放松胸、

腹、肩、背，再放松颈部和头面部，请尽量放松，同时，自然呼吸，呼吸要均匀和缓慢，脑子保持平静，不要考虑任何问题，完全松弛时，可以达到思维停滞、万籁俱寂、似睡未睡的状态……好，你已经完全放松了。

59. 放松训练能减轻焦虑情绪吗

在消除紧张、减轻焦虑情绪方面，放松训练是一种最简便、易行和有效的方法。诱导肌肉放松的技术有许多，如渐进性放松训练、生物反馈、催眠、瑜伽和冥想疗法等。

渐进放松训练是治疗焦虑症最常用的方法之一。渐进放松训练就是让患者学会把全身肌肉松弛下来，控制自己的情绪，使之变得非常轻松，借以改善或消除紧张、焦虑、不安等心理不适。随着情绪的改善，失眠及各种躯体症状也会相应地得到改善。具体方法是：在医生的指导语下，采取坐姿或卧姿，依次进行收缩和放松头面部、上肢、胸腹部和下肢各组肌肉，每块肌肉收缩5～7秒钟，然后放松20～30秒钟。做完后可重复一遍，发现仍有紧张的部位可反复练习2～5次。医生的指导语有录音磁带，可边听磁带边练习。

60. 焦虑症患者身体紧张时如何控制

身体紧张属于躯体焦虑的表现。在恐惧即面临危险时，身体处于极度的紧张状态，表现为心跳加快或心怦怦地跳、屏息、全身肌紧张或发抖、恶心和腹部不适、出汗增多、发热和脸红或发冷和苍白、晕倒、视物模糊等。在焦虑时，也有身体紧张的表现，但程度较恐惧时轻，从个体的姿势可以看出：头向前、身体前弯且僵硬、耸肩、两手握拳、双臂交叉或紧靠两肋、两腿交叉、双脚朝上、呼吸浅快、面部肌肉紧张、收紧下颌、蹙额、双眼睁大或微闭、站立或不安地来回行走。个体的紧张姿势不仅增加自己的紧张水平，而且也将自己的焦虑传给他人。最后，这种姿势会使个体疲劳和肌肉疼痛。如果能将这种姿势放松，焦虑也会减

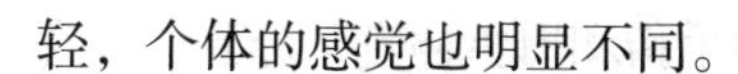

轻，个体的感觉也明显不同。

恐惧和焦虑时身体的紧张主要是由自主神经和应激激素联合调控，尤以自主神经的作用最重要。虽然自主神经的活动是不自觉的和非随意的，但也可以在一定程度上加以控制。控制的机制是：交感神经系统属于觉醒系统，这一系统的活动使机体处于准备状态，如在面临危险或威胁时是“战斗”还是“逃跑”。副交感神经系统属于松弛系统，这一系统活动帮助睡眠和食物消化，有利于机体积蓄能量。任何时候这两个系统中只有一个系统起主要作用。这提示，如果找到一种方法在需要时“打开”松弛系统，觉醒系统就会自动“关闭”。因此，虽然不能直接控制自主神经系统的反应，但是通过掌握松弛技术可以有效地影响自主神经的功能活动。我们可以随意地运动自己的手和脚，但我们不能随意地降低心率和停止出汗。然而，由于心身密切联系在一起，一旦掌握松弛自己肌肉的技巧，精神和身体也会自动地平静下来。当身体处于深度的松弛状态时，精神绝不可能紧张。这是经过检验的科学原则。松弛实验已经证明，有规律的练习可以降低血压。学会了“打开”放松就可以“关闭”焦虑。

人体的肌肉分为不同的肌群，有些肌群活动使人处于紧张体位，而另一些肌群活动则使人保持松弛的体位；而且这两类肌群不能同时处于活动状态。这一规律提示，如果运动使体位保持松弛状态的肌群，则就会使体位紧张的肌群停止活动，而使机体处于松弛状态。下面是这一技术的练习方法。

（1）体位。可在下述3种方法中任选一种：①平卧，头下枕一小枕头；②坐位，头舒适地靠在椅子的高靠背上；③坐位，前面放一桌子，桌子上面放一枕头，上身前倾，将头靠在枕头上。

（2）指令。①练习肩部：将你的双肩向下拉。停——注意，你会感到你的双臂向下，离开你的双耳，你也会感到你的颈部变长了。②练习肘部：将你的双臂向外运动，形成一个角度；这样，双手会稍稍弯曲。停——注意，你的双臂现在离开你身体的两侧，与身体成一个很宽的角度，两臂的重量应放在支持物（如扶手）上。③练习双手：将你的两个手腕放在支持物（如扶手）上，伸直你的手指和拇指，这样手指变长了。停——注意，你的手指和拇指伸直、分开、放在支持物上。④练习髋部：将你的髋部向外转动。停——注意，你的髋部如何向外旋转，你的膝正朝向外侧。⑤练习膝部：轻轻移动你的膝，直到感到舒适为止。停——注意，你感到膝关节很舒适。⑥练习双足：将你的双足趾向下弯。停——注意，你感到双足在悬摆，而且沉重。⑦练习躯干：将你的躯干推向你背部靠着的支持物上。停——注意，你感觉到躯干的重量压在支持物上。⑧练习头部：将你的头向后靠在支持物上。停——注意，你感觉到头的重量压在支持物上。⑨练习呼吸：按照你自己的速度，经鼻子轻轻地慢慢地吸气，你感到肋骨向内移；然后，经鼻子轻轻地慢慢地呼气，你感到肋骨向下移。⑩练习下颌：将你的下颌向下拉。停——注意，你的口张开，下颌变重，两唇放松。⑪练习舌：将你的舌向下压。停——注意，将你的舌放松。⑫练习双眼：闭眼。停——注意，你感到眼睑轻轻地靠在眼球上，眼前一片黑暗。⑬练习前额：从眉毛起放松你的前额，向上到头皮，向下到颈后部。停——注意，你感到头发向同一方向运动。⑭放松精神：全身反复进行相同次序的运动，或者选择一段自己喜欢的旋律，让自己的思想反复默唱；也可以选择一首歌、诗，让自己的思想反复默诵。如果你的思想被担忧的想法而分散，不要烦恼，将它丢开，使自己的思想回到所选的愉快意念上。⑮完成动作：做动作要缓慢。身体朝各个方向缓慢运动，引发呵欠。在起身之前坐几分钟，再转动身子，然后起来。

61. 焦虑症患者如何行动放松

日常生活中，可用连续放松技术和快速放松技术。

（1）连续放松法：所谓连续放松法是指用放松的方式坐、站、行走和做事。重要的是仔细地观察自己，发现自己在坐、站、行走和做事时紧张姿势，并纠正它，使自己只用完成行动所需要的紧张量进行活动。开始的时候可能要付出很大努力，因为需要不停地纠正自己的姿势，使之保持放松。随着不断练习，可以逐渐改变原有的紧张姿势，找到一种更为放松的方式。还有，需要加快达到放松的速度。有些人能很快做到放松，而另一些人需要较长的时间；然而，经过强化练习，可以在1分钟甚至更短的时间完全放松。开始的时候练习坐着放松，接着练站着放松，然后练行走放松，最后练做事放松。练习用放松的方式做事可以从简单的动作开始，如削土豆皮、画画或打字。当已经学会了放松之后，再在不同的房间、户外、工作时、公共交通工具上等不同场所练习放松。最后逐渐在有应激性的情景中练习放松。

（2）快速放松法：这种放松技术用于遇到有应激性的情景，目的在于减轻急性焦虑。可以采用深呼吸控制法和轻微放松法。①深呼吸控制法：用力深而慢地吸气，尽可能将下胸部和上腹部拉向下；呼气时也要慢而完全，而且感到紧张消退。自己能感到更平稳和平静。重复3次后继续自然呼吸，但仍然要比平时深和慢。②轻微放松法：准备动作是采取坐位或站立，双脚平放在地板上，同时将双臂和手在身体两侧伸直（稍稍离开身体）。在深吸气时缓慢数1——2——3——，同时将两侧肩膀向下拉，让双臂松松地垂吊在身体两侧；然后，在深呼气时也缓慢数1——2——3——，同时将头慢慢上仰。最后，努力笑笑，以便放松脸部的肌肉。任何人都会遇到使自己感到紧张的情景，而且使一个人感到紧张的情景不一定会使另一个人感到紧张。不管是在公共汽车、超市、在工作的地方还是在社交场合感到紧张，上面介绍的方法都有效。重要的是在紧张的情景使用它而且不时停留在使自己放松的情景。所以，不要只说，而是要做。

62. 焦虑症患者如何克服负性思维

负性思维常常使人感到紧张和焦虑，常见的负性思维有下面几种。①不合理的臆测；②错误解释；③不合理的信念；④不合理的要求；⑤灾难性思维。负性思维与事实不符，但常常就在心中，而且无时不在；它似乎难以抵挡，而且很难放弃；它不但毫无帮助，还妨碍人与焦虑做斗争；它很有诱惑力，很容易使人落入相信它的陷阱。放弃这些负性思维，能明显减少人的焦虑。

克服负性思维可以分三步：①学会认识自己的负性思维，向负性思维挑战。

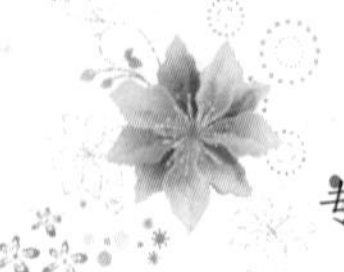

②它们真的对吗，有帮助吗？③学会用正性思维取代负性思维。正像负性思维可以增加焦虑一样，正性思维则可以减轻焦虑，使人感到放松。它也帮助患者将注意力从专注于应激性情景和负性思维引起的高焦虑水平转移开。

克服负性思维的方法有以下几种。

（1）当你担心某件事情时，努力理清你持有的有关担心的非理性信念，重新评估它。例如，你可以想：如果我在别人面前做傻事，我真的会很难堪——我再也不敢见人。认真问问你自己，是不是真的会如此糟糕。毕竟每个人都会犯错误。你常常会发现，如果发生这类事情，可能是“不幸”或“不方便”，但很少是灾难性的。你能肯定万一发生，它一定是最糟的吗？采用深呼吸，合理地想想。

（2）一旦你认识到，你自己可能就是自己焦虑的始作俑者；开始的时候，你可能难以接受这一点，其理由是我们大多数人喜欢责备别人或将困难归于外部原因。当我们遇到不能控制的不幸时，通常还有办法使自己放松；尤其让焦虑折磨你，不如控制自己的焦虑。

（3）应用你新学会的方法，客观地挑战那些非理性思维。不要避开困难——尽快地用你所有的力量解决它。不要给自己改变想法的机会。

（4）告诉你自己，你能够处理困扰自己的事情。当你发现你的害怕不合理时，积极地面对它。当你处于害怕的情景时，不断提醒你自己，采用理性的方式应付它，例如，当你认为人们都在注视自己时，提醒自己：“人们不是在看我”；当你认为自己会崩溃时，提醒自己：“我不会崩溃”。然后一遍又一遍地练习、练习、再练习，直到控制自己的恐惧。如果你能够做到这样，你会感到好得多。

（5）当你发现自己一遍又一遍地为同一件事情担心时，让你自己停下来——可以对自己说：停止!然后采用积极的合理的思维。

（6）不要担心初到一个地方为什么会焦虑——可能永远也不会知道。真正重要的是对付现时的焦虑。

（7）不要期望在几分钟内控制自己的焦虑——需要练习很长的时间才能做到。设定的目标不能太高，不能让偶然的失败使你心情沮丧，以致完全放弃。毕竟，你的焦虑已经有一段时间——要克服它需要时间，而且你也不能期望很容易克服它。

（8）善待自己。当你取得一些进步时，应该奖励自己。

63. 焦虑症患者的精神紧张如何控制

有些方法可以用于控制精神紧张，常用的有放松反应和试想象。

（1）放松反应：练习在一个安静的环境和舒适的体位进行，将注意力集中在练习上。如果发现自己的思想在想担心的事情，慢慢地将思想拉回到练习上。为了帮助自己思想集中，可以反复默念一个词，可以是任何一个自己喜欢的词，在每次呼气时默念这个词。每次练习10～20分钟，一天两次。避免在餐后2小时内练习。具体方法：①安静而舒适地坐好；②闭上眼睛；③从足到脸放松全身肌肉，在整个练习中保持放松；④经鼻呼吸，将注意力集中在自己的呼吸，保持自然的呼吸节律；⑤在每次呼气时重复默念“松”（或其他自己喜欢的词）。

（2）试想象：这种方法是用自己的想象帮助自己放松和克服焦虑。这种方法十分简单，有时能帮助治愈十分严重的疾病，不要低估这种方法，也不要低估自己的心理能力。下面是一些例子。①为了帮助肌肉放松，想象你的肌肉变软变松了，变长了和变松弛了。②为了减轻紧张部位的疼痛，如头痛、背痛或胃痛。尽可能详细地想象疼痛的部位及原因。在你的心里画一张图，图表现出来的几乎是疼痛的原因。例如，你感到胃痛，你的胃缩紧成一个结。然后，在你的想象中打开这个结，将全部注意力集中在疼痛的部位。再如，你感到头痛，你的头被紧紧地捆绑着。在这种情况，你可以想象将捆绑松开，而且绑带落下。你可以注意到，疼痛慢慢减轻或者消失。③为了帮助你应付害怕的情景，尽可能详细地想象这种情景。在哪里？有谁？在你的心里想象这种场面，如正在进行面谈或面临困境。然后，想象你自己进入这种情景，而且你对困难应付得很好——就像你希望

你能做到的那样。④你也许使用这种方法能想到一些其他的方式帮助你处理某些问题或不愉快的情感。试一试——如果你能找到自己的方法，那是再好不过了。对自己要有耐心，认真实践它。

64. 焦虑症患者如何进行自我松弛治疗

对于焦虑症患者来说，在平时也可进行自我松弛治疗。具体方法如下。

（1）练习者以舒适的姿势靠在沙发或躺椅上。

（2）闭眼。

（3）将注意力集中到头部，咬紧牙关，使两边面颊感到很紧，然后再将牙关松开，咬牙的肌肉就会产生松弛感。逐次一一将头部各肌肉都放松下来。

（4）把注意力转移到颈部，先尽量使脖子的肌肉弄得很紧张，感到酸、痛、紧，然后把脖子的肌肉全部放松，以觉得轻松为度。

（5）将注意力集中到两手上，用力紧握，直至手发麻、酸痛时止，然后两手开始逐渐松开，放置到自己觉得舒服的位置，并保持松软状态。

（6）把注意力指向胸部，开始深吸气，憋一两分钟，缓缓把气吐出来，再吸气，反复几次，让胸部感觉通畅。

这样，依此类推，将注意力集中于肩部、腹部、腿部，逐次放松。最终，全身松弛处于轻松状态，保持一两分钟。按照此法学会如何使全身肌肉都放松，并记住放松程序。每日练习两遍，持之以恒，必会使心情及身体获得放松。

65. 焦虑症患者如何使用暴露疗法

暴露疗法是指让患者暴露在各种不同的刺激性情境之中，使之逐渐耐受并能适应的治疗方法。其主要分为两类：一类是快速暴露法，又称满灌疗法；另一类是缓慢暴露法，即系统脱敏法。绝大多数焦虑症的治疗可以采用暴露疗法，恐怖症更是暴露疗法的主要适应证，特别是一些特殊的恐怖症，如疾病恐怖、性交恐怖、排尿恐怖、血液和外伤恐怖、飞行恐怖等。其治疗方式是使用与应激有关的诱发刺激（如商场、公共车辆、会场等），通过有步骤的反复暴露取得适应来消除患者的应激反应（不良的情绪和行为）。

暴露疗法主要用于治疗恐怖症，目的是直接减少回避行为和间接减少恐怖性焦虑。单用暴露疗法治疗特殊恐怖症可以获得很好的疗效；而社交恐怖症和场景恐怖症，单用效果差，通常需要与认知疗法联合应用。

66. 什么是系统脱敏疗法

系统脱敏疗法是沃尔普在20世纪50年代末期发展起来的一种行为疗法。他认为神经症的起因是在焦虑情境中，原来不引起焦虑的中性刺激与焦虑反应多次结合而成为较为牢固的焦虑刺激，继而产生异常的焦虑情绪或紧张行为。现在将焦虑刺激与焦虑反应不相容的另一种反应（例如松弛反应）多次结合，这两种反应的反应是相互抑制的，于是就逐渐削弱了原来的焦虑刺激与焦虑反应之间的联系，逐步减轻对焦虑刺激的敏感性，因而这一疗法被称为系统脱敏疗法。

系统性脱敏疗法是焦虑症的主要治疗方法，是典型的行为治疗方法。通过让患者循序渐进地接触、适应原先会引起焦虑等不良体验的情景，对由于条件化作用而形成的症状行为逐步进行“反条件化”。这实际上是一种温和的暴露疗法，其机制是让全身放松的患者暴露于引起较弱焦虑情绪的刺激之下，于是使这个刺激渐渐失去引起焦虑的作用；然后让患者暴露于引起较强反应的刺激之下，使之再次用体验放松反应来对焦虑情绪进行交互抑制。适应这一强度水平后再上一个台阶，依此类推……

治疗的第一个阶段是进行放松训练。在第二个阶段，请患者按引起焦虑反应的严重程度，依次列出相关诱发事物或情境的清单，然后从引起最弱的焦虑反应的情境开始，逐一向患者呈现或由其想象、描述这些情境。每一步骤应做到患者适应，感到彻底放松为止，然后再接着下一个使其更为紧张的情境，直至最强程度的情境也不引起焦虑为止。完成这些训练之后，可以让患者进入真实

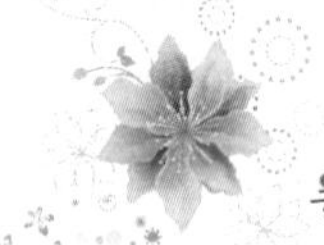

情境进行适应。

67. 什么是快速脱敏法

快速脱敏法也称真实生活脱敏法。此法的主要特点是用造成恐惧反应的实际刺激物代替对它的想象，治疗者陪同患者经历一系列令患者感到恐惧的情景，直到抵达原先最害怕的情景而不再紧张为止。这种方法比较适用于广场恐怖症和社交恐怖症患者。例如，对于一个害怕拥挤和同陌生人接触的恐怖症患者，可以让他在治疗者的陪同下于清晨外面人少时乘车到闹市区去，到达后先让患者在车内坐几分钟，如果不感焦虑，可鼓励他下车到商店门口走走……直到患者敢于进入拥挤的商店购物而无焦虑反应为止。

选用快速脱敏法应注意，治疗开始时必须决定现实的治疗目标，并取得患者的同意。第一次暴露的项目应当是患者容易做到的，以利于帮助患者建立治疗信心。治疗前要告诉患者必须努力配合，暴露于恐惧情境中可能会出现一些不适症状，但不会有任何危害，因此要求他不要有任何回避意向。只要在恐惧情境中坚持停留下去，焦虑感就会减轻。每次成功暴露之后，治疗者通常应和患者进行讨论，把进步归功于患者的努力，对患者的合作表示赞扬。随着暴露成功的次数增加，患者的自信逐渐增强，对恐惧情境的应付能力也不断提高，焦虑症状也将日益减轻直至完全消退。各次治疗间歇期治疗者应向患者布置适当的“家庭作业”，以促进患者的自我训练，巩固已取得的疗效。同时治疗需要家属配合，作为一个“协同治疗者”发挥作用，否则，家属有可能阻止患者暴露到恐惧情境中的训练，错误地认为回避对患者有利，结果使治疗效果降低。

68. 什么是接触脱敏法

接触脱敏法特别适用于特殊物体恐惧症，例如对蛇和蜘蛛的恐惧症。接触脱敏法也采用按焦虑层次进行的真实生活暴露方法，与其他脱敏方法的不同之处是增加了两项技术——示范和接触。让患者首先观看治疗者或其他人处理引起患者恐惧的情境或东西，而后让患者一步一步地照着做。如果患者害怕的是一种东西，如蛇，那就让患者观看过治疗者触摸、拿起和放下蛇的示范后，先从事一些与接近、触摸蛇有关的一些活动，而后逐渐接近它、触摸它，直到敢于拿起它而无紧张感为止。

69. 什么是自动化脱敏法

自动化脱敏法指根据同患者的一系列交谈的结果，治疗者将所识别出的患者的焦虑情境（如喧闹嘈杂的声音、拥挤的人群或爬行中的蛇）录音、录像，而后利用这些制备好了的录音、录像对患者进行治疗。这种方法的突出优点是：①患者可以在家里独立使用，而不必花费治疗者太多的时间；②患者可以依自己的情况自己决定脱敏的速度和进度，这有助于减少脱敏治疗中的一些不良反应；③录音和录像中可加入治疗者的指导和有关的治愈范例，从而也可起到指导与示范作用。

自动化脱敏法可用于对即将接受接触脱敏、快速脱敏和冲击治疗的患者的准备中，也可以作为其他脱敏法的一个补充，在其他脱敏治疗的间歇期作为一种家庭作业。此外，对于非恐怖症患者，例如对即将到来的临床检查和治疗而感到有些紧张不安的患者，自动化脱敏法也可发挥其独特的作用。

70. 什么是满灌法

满灌法或称快速暴露法，是一种行为治疗技术。其基本原则是鼓励患者直接接触引起恐惧的事物或情境，一直坚持到紧张感消失。对广场恐怖症伴发惊恐发作和其他类型的恐怖症都十分有效。由于患者在这种治疗过程中，直接暴露于恐惧的情境时引起的情绪反应比较强烈，仿佛不会游泳的人一下子进入深水学习游泳一样，故有“满灌法”之称。但如果正确指导、施行得法，疗效良好

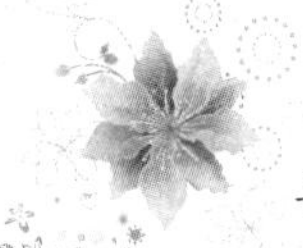

且显效迅速。

使用实例：害怕花圈的护士。患者是一名护士，有天晚上，当她从梦中惊醒，说看见墙上挂有凭吊死人的大花圈。丈夫忙开灯，可墙上什么也没有。一关灯，她说花圈又出现了。后来，丈夫发现她所说的花圈原来是窗外树枝在墙壁上的投影。虽然她也相信是树枝的投影，但从此却对花圈产生了莫名其妙的恐惧，看到花圈就觉得头晕目眩，接着便全身冒汗、心跳加快、肌肉紧张。时间长了之后听到哀乐或别人提到“花圈”二字都会胆战心惊。

心理治疗师在了解了患者的情况后决定采用满灌法治疗。治疗师在一间6平方米的治疗室里，放置花圈十余个，四壁也贴上花圈图案。中间有一只沙发，上面也放满了花圈图片和特制的一些小花圈。墙角有一台录音机，备有哀乐磁带。这位女护士进入治疗室后，畏缩不前，只见其呼吸加深加快，全身微微战栗，背腰屈膝，手足无措，额头已渗出汗珠。突然，哀乐声起，她马上就想抬腿往回走，但是门、窗都已关严，四处都是花圈，无法回避。后来，她选择了一个空隙站立，唯恐接触花圈。但她全身发抖，站立不稳，摇摇欲倒。过了一会儿，她已大汗淋漓，呼吸急促，便急忙走近沙发，也顾不上沙发上的图片和小花圈，坐下喘息不止。半个小时左右，患者颤抖逐渐减轻，呼吸逐渐平稳，靠在布满花圈的沙发上，一副疲乏平淡的表情。

这时，治疗师告诉她治疗已成功结束，可以离开治疗室了。她似乎也无脱离困境的惊喜，而是不慌不忙地站起来，整理衣服，说声“衬衣全湿透了”，然后扶起倒在她面前的几个花圈，慢慢地走了出去。接受第二次治疗之前，她说自己见到花圈已经不紧张了。

71. 焦虑症患者如何使用想象脱敏疗法

想象脱敏疗法主要用于治疗特殊恐怖症，也常常作为真实情景暴露疗法的补充治疗。进行之前，首先根据患者所恐怖的物体或情景选择若干个项目，想象每个项目引起的焦虑程度由患者自己做评估，并将所选项目按它们促发焦虑的轻重程度列成一表。通常以5～8个项目为宜，每一个项目促发的焦虑增加量最好相等。其次，要教会患者放松，可通过练习上面介绍的松弛训练学会放松。放松有两个目的：一是改善精神想象能力，因为放松的人能够更形象地想象要想的情景；二是减轻由想象促发的焦虑。

准备工作完成之后，可以开始想象脱敏治疗。在放松的状态下让患者想第1项，不想到蜘蛛，患者应无焦虑体验。接着可以进行第2项，要求患者反复想象在很远的地方有一只蜘蛛。开始的时候，患者体验到焦虑；但是，在反复想象之后，焦虑会逐渐减轻，最后完全消失。这一项完成之后，再进行第3项，然后进行第4项，如此进行下去，直至全部完成。沃尔普相信，重要的是完全中和想象恐怖刺激引起的焦虑反应。

72. 焦虑症患者如何使用自我控制技术

所有行为治疗都鼓励患者学会控制自己的行为和情感。学会控制自己的行为和情感是自我控制技术的主要目的。治疗分为两步：自我监测和自我奖赏。自我监测指的是每天记录自己的问题行为和出现这种行为的环境，例如，对进食过多的人，可以要求他记录吃什么，什么时候吃，以及进食、应激性事件和情绪状态之间有什么联系。记录本身对自我控制起着强有力的刺激作用，因为患者常常回避面对自己问题的真正程度和使问题恶化的因素。自我评价指的是对自己每天的行为记录做评价。这也有助于促进患者行为的改变，而且为自我奖赏提供依据。当患者的行为控制达到预定目标时即可得到奖赏，例如，一位禁食的女性患者，在她的体重达到预定的目标时，可以为自己买一双新鞋。

自我控制技术可以用于治疗各种焦虑障碍。

73. 什么是焦虑症的认知疗法

认知治疗是20世纪70年代发展起来的一种新的心理治疗方法。认知疗法改变适应不良的思维方式从而改善症状或异常行为。根据认知过程影响情绪与行为的理论假设，通过认知和行为技术，改变患者对自己、对人或对事的看法与态度，矫正不良认知，改善心理问题。因而，认知治疗的目标是矫正那些被歪曲的、不合理的、消极的信念或思想，从而使情感与行为得到相应改变。认知治疗是寻求改变患者对困境的思考和反应模式。

焦虑症患者容易出现两类错误的认知：第一是过高地估计负性事件出现的可能性，特别是与自己有关的事件，断定这些事件一定会发生；第二是过分戏剧化或灾难化地想象事件的结果。对焦虑症患者作一粗略的行为分析就可以发现，日常生活的许多事情如时间、人与人的接触以及环境等应激，都可能被患者看成是促发焦虑的诱因，这些刺激往往是比较抽象或隐喻的，如担心患病、怕死、怕被惩罚或承担责任等，而患者容易把模糊的刺激解释为威胁。认知治疗就是帮助患者进行认知重建，重新塑造他们关于世界的观点，使患者对世界采取更加积极的态度，以现实的合理的方式看待日常生活事件。

认知治疗一般分为四个治疗过程。

（1）建立求助的动机：在此过程中，要认识适应不良的认知-情感-行为类型。患者和治疗师对其问题达成认知解释上意见的统一，对不良表现给予解释，并且估计矫正所能达到的预期结果。比如，可让患者自我监测思维、情感和行为，治疗师给予指导、说明和认知示范等。

（2）适应不良性认知的矫正：在此过程中，要使患者发展新的认知和行为来替代适应不良的认知和行为。比如，治疗师指导患者广泛应用新的认知和行为。

（3）在处理日常生活问题的过程中培养观念的竞争，用新的认知对抗原有的认知。在此过程中，要让患者练习将新的认知模式用到社会情境之中，取代原有的认知模式。比如，可使患者先用想象方式来练习处理问题或模拟一定的情境或在一定条件下让患者以实际经历进行训练。

（4）改变有关自我的认知：在此过程中，作为新认知和训练的结果，要求患者重新评价自我效能以及自我在处理认识和情境中的作用。比如，在练习过程中让患者自我监测行为和认知。

认知疗法在开始时主要用来治疗抑郁症，现在被广泛应用于焦虑症的治疗。

74. 认知疗法对老年期焦虑症有何好处

老年期焦虑症患者的痛苦在很大程度上是歪曲的和错误的认知所造成的。认知疗法就是用来改变患者的认知方式，帮助患者重新塑造他们对外界的看法，使他们对外界采取更加积极的态度。也就是说，如果对事物有正确的认知，有个好的心态，就会有好的心情。物随心转，境由心造，烦恼皆由心生。赵朴初先生在他 92岁时写出了脍炙人口的《宽心谣》：“日出东海落西天，愁也一天，喜也一天；遇事不钻牛角尖，人也舒坦，心也舒坦……”人生在世，财富地位不可能人人平等，但在健康快乐面前，我们可以人人平等。要善于在平凡的生活中寻找生活乐趣。有了好的心态，心理平衡了，生理才能稳定，才会有好的身体。环境不易改变，不如改变自身的认知，改变自身的心态。世事烦扰，知足常乐，能放得下的就是智者。老年期焦虑症患者往往对自身的焦虑症状不了解或有不正确的认识，因此应对患者的情感体验和躯体感受给予合理的解释，消除或减少其对疾病的过度担心和紧张，从而调动患者的能动作用。

人的内脏功能、自主神经功能都是不随我们主观意志而改变的，即不能用意志来直接控制，但人们可以通过有意识的训练去调整那些通常不能随意控制的功能，这些训练法包括气功、坐禅、瑜伽等。冥想静坐也是一种容易操作的身心放松的方法。具体来说，就是有意识地在行为上表现得快活、轻松和自信。如端坐不动，闭上双眼，然后开始向自己下达指令：“头部放松、颈部放松……”直至四肢、手指、脚趾放松，使自己全身处于一个松和静的状态中。随着全身的放松，焦虑情绪可得到慢慢缓解。

75. 焦虑症患者如何进行认知行为治疗

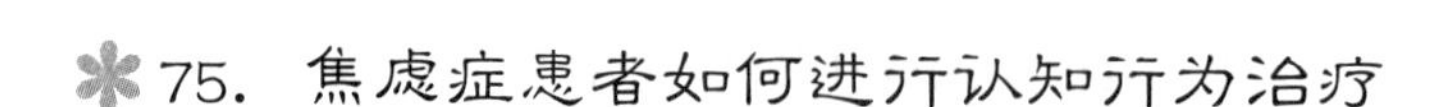

认知疗法采用改变患者的适应不良性思维方式从而改善心理障碍，而行为疗法采用心理学方法改变患者的症状和行为。然而，所有心理障碍常常都有认知和行为两方面的问题，要使患者恢复，这两方面的问题都必须改变。即使患者的行为或症状通过行为疗法得到矫正，而其适应不良性思维未得到纠正，患者的行为或症状的改善也难以维持。同样，如果患者的适应不良性思维通过认知疗法获得改变，而其行为未得到矫正，患者的病情也不是真正的改善。因此，认知治疗和行为治疗常常联合应用，而且联合应用常常获得好的效果，称为认知行为疗法。很多焦虑障碍都需要认知治疗和行为治疗联合应用，例如对大多数恐怖症，仅仅给予行为治疗难以获得完全缓解，联合认知治疗之后常常获得更好的疗效。究竟是先采用认知治疗还是行为治疗，因疾病而异，对某些焦虑障碍，以改变行为开始效果更好；对另一些疾病，以改变认知开始效果更好。例如强迫障碍，对以仪式行为为主要表现的患者，采用行为治疗的效果更好；对以强迫思维为主要症状的患者，采用认知治疗的效果更好。

认知治疗主要通过交谈引出患者的非理性思维，也可以通过日记了解患者的非理性思维，然后重建理性思维。

使患者的非理性思维持续下去的原因有：主要是患者选择性采用可以证明他们信念的证据，而且忽略相反的证据。例如，社交恐怖症患者只注意他人表示批评的行为，而忽略表示赞同的行为。其次是患者在评估证据时常常犯逻辑错误。常见的是过分概括，根据一个例子、一次经历做出普遍性结论。例如，一位社交恐怖症患者一次与人交谈时看见对方将眼睛看向一边，便认为是对方看出了自己愚蠢而不愿同自己说话。再次是他们所做的事情要十分保险或立即减轻痛苦，而不对这种做法进行合乎逻辑的检验。例如，社交恐怖症患者在有同伴陪同时可能保持沉默，因为他认为，如果他说话，别人会认为他很愚蠢。他的这种行为可以减少他因说话引起的焦虑，但妨碍了其他人帮助他参与谈话。

改变患者的非理性思维需要两方面同时进行：一方面分析患者的思维方式，

了解思维方式与症状或异常行为的关系；另一方面布置家庭作业，在生活中改变非理性思维。

分析患者的思维方式及其与症状或异常行为的关系需要有足够的资料，可以采用下述三种方法收集患者的有关资料。①监测：要求患者每天监测自己的思维和行为。患者对于自己的思维应随时立即记录下来；如果在一天结束之后记录，有可能遗忘重要资料。记录应当包括日期、时间、体验到的症状、当时的情景和事件及症状出现之前、之中和之后的想法。②观察：在治疗期内，要求患者描述在想象问题发生时的想法，告诉医生症状足量运动或过度呼吸促发，或者是由联想促发。③家庭作业：为了获得更多信息，在两次治疗期之间可以安排家庭作业。例如，要求患者进入可以促发症状或回避的场所，并记录经历前、中和后的想法。应当让患者了解做家庭作业的目的，以及产生的结果与他们想法的关系。例如，对于惊恐障碍患者，可以要求他们还注意需要多强的体力运动促发恐惧，例如，害怕死于心脏病发作。

有关患者与疾病有关的一般性信念的资料也应收集。有些患者知道自己的信念，而且能够直接表达出来；另外一些患者只知道一部分，而且可能需要逐步询问才能了解。例如，对场景恐怖症患者，可以问他们十分焦虑时会出现什么情况，他们可能回答感到头晕；接着问头晕的后果，他们可能回答在一群没有同情心和嘲笑者中会恢复正常。采用这种方式，患者的一般性信念可以由单个例子揭示出来。还应获得的资料包括促发症状的事件（如开始一次谈话）和什么事件（如和同龄女性谈话）最可能促发症状，以及使症状维持的因素（如人际关系问题）。

家庭作业也是改变患者非理性思维的重要手段。在治疗过程中，应注意评估患者做的家庭作业的效果。布置的家庭作业应当对患者的不适当的信念提出挑战，而且有针对性。只要可能，设定的目标应当是积极的。患者应当努力实行适当行为，而不仅仅是停止适应不良性行为。如果家庭作业改变了患者的认知，则这种家庭作业是成功的；如果家庭作业没有改变患者的认知，应当分析其原

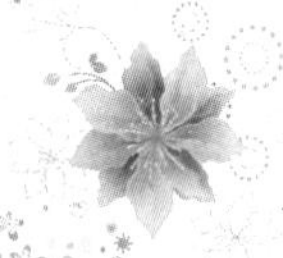

因，并为计划下一次家庭作业提供依据。

医生在每次治疗开始的时候与患者商量好治疗程序。接着，简单回顾前一次治疗结果，例如，治疗医师可以说："现在，请你说说你的意见，你怎么看我们前一次讨论？"家庭作业讨论之后，选择本次要进行一个或多个新的题目，并计划下一次的家庭作业。每次家庭作业都应该总结，直到疗程结束。

大多数特定恐怖症患者用暴露治疗的效果好，社交恐怖症和场景恐怖症一般采用认知治疗和行为治疗联合治疗效果好。采用联合治疗可获得更好的疗效，行为治疗用于减少回避行为，而认知治疗用于打断闯入性思维并中和其效应。有三类闯入性思维应当纠正：过分担心焦虑的影响（恐恐惧）、过分担心特殊症状和过分担心别人对自己的不利反应（害怕负面评价）。对社交恐怖症，害怕负面评价特别重要，而对症状的担心主要集中于脸红和震颤。对场景恐怖症，"恐恐惧"特别重要（通常是认为自己会晕倒、死去或失去控制），对症状的担心也很常见（特别是与惊恐发作有关的症状）。还可以与暴露疗法、解释、询问、分散注意技术等联合应用。介绍焦虑的生理知识有助于患者正确认识头晕和心悸等症状，使患者消除自己有严重躯体疾病如脑肿瘤或心脏病的担心。询问恐惧的逻辑基础可以帮助发现患者的错误信念，并指出替代的思维方法。分散注意技术应选择性使用。恐怖症患者常在他们害怕的场合使用，这样可以缓解暂时焦虑。当患者正在计划新的暴露作业时，分散注意的技术可以用于排除促发焦虑的思维，或者在进行暴露治疗时作为一种应急措施以减轻超过预期的焦虑。在后一种情况时，患者可将注意力转移到周围的事情（如数橱窗里的物品）而不注意引起焦虑的暗示。

76. 摆脱焦虑症的自我调试法有哪些

（1）增加自信：自信是治愈神经性焦虑的必要前提。一些对自己没有自信心的人，对自己完成和应付事物的能力是怀疑的，夸大自己失败的可能性，从而忧虑、紧张和恐惧。因此，作为一个神经性焦虑症的患者，你必须首先自信，减少自卑感。应该相信自己每增加一次自信，焦虑程度就会降低一点，恢复自信，也就是最终驱逐焦虑。

（2）自我松弛：也就是从紧张情绪中解脱出来。比如：你在精神稍好的情况下，去想象种种可能的危险情景，让最弱的情景首先出现。并重复出现，你慢慢便会想到任何危险情景或整个过程都不再体验到焦虑。此时便算终止。

（3）自我反省：有些神经性焦虑是由于患者对某些情绪体验或欲望进行压抑，压抑到无意中去了，但它并没有消失，仍潜伏于无意识中，因此便产生了病症。发病时你只知道痛苦焦虑，而不知其因。因此在此种情况下，你必须进行自我反省，把潜意识中引起痛苦的事情诉说出来。必要时可以发泄，发泄后症状一般可消失。

（4）自我刺激：焦虑性神经症患者发病后，脑中总是胡思乱想，坐立不安，百思不得其解，痛苦异常。此时，患者可采用自我刺激法，转移自己的注意力。如在胡思乱想时，找一本有趣的能吸引人的书读，或从事紧张的体力劳动，忘却痛苦的事情。这样就可以防止胡思乱想再产生其他病症，同时也可增强你的适应能力。

（5）自我催眠：焦虑症患者大多数有睡眠障碍，很难入睡或突然从梦中惊醒，此时你可以进行自我暗示催眠。如：可以数数，或用手举书本读等促使自己入睡。

轻度的焦虑症是可以患者自行克服治疗的，对于严重一些的焦虑症，如果方法得当的话，也是可以在医生的指导下自行调节的。对这种心理疾病的治疗，患者自身的心态是占了很重的地位的。

77. 什么是森田疗法

森田疗法是由日本慈惠医科大学著名精神医学专家森田正马教授于1920年创立的。森田认为，对神经症发病具有决定作用的是疑病素质，对症状发展起决定作用的则是精神交互作用。有疑病素质的人求生欲望强烈，内省力也强，经常

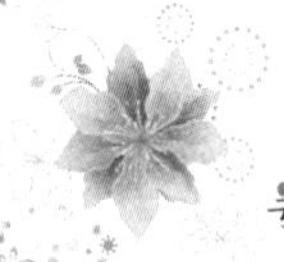

为自己的健康状况担忧。他们往往把正常的、司空见惯的生理反应视为病态，疑神疑鬼，忧心忡忡，久而久之导致疾病。森田认为这种如滚雪球式的、越来越过敏的精神过程的交互作用，最终导致神经症。因此，他认为可以通过用“顺其自然”的原则，切断心身之间的恶性循环，直至病愈。其机制是当患者一旦在心理上放弃对症状的抗拒，就会消除精神内部冲突，从而切断精神交互作用，症状也因而减轻以致消失。

森田疗法是一种以“顺其自然、为所当为”为治疗原则的心理治疗方法。森田认为，在一定条件下任何人都有可能出现神经质症的症状。如初次在众人面前露面，会感到紧张；听说别人发生煤气中毒事件后总觉得自家煤气阀口没关好，不反复检查就放心不下等。对于大多数人而言，这种紧张和不安的感觉是生活中正常表现，也是正常的心理和生理现象，事过之后就会消失。但是，某些具有特殊性格的人会把这些正常反应视为病态，拼命想消除，结果反而使这种不安感被病态地固定下来，从而影响其正常的生活，形成神经质症。

森田的疗法分为住院治疗和门诊治疗，也可以采用在家中治疗的形式。无论是住院或门诊治疗，都应注意选择那些除表现为神经质症状之外，还有某种程度的反省心、自身也在积极努力改善症状，有从症状中解脱出来的强烈愿望的患者。如仅有某些症状，没有强烈的求治动机，是不宜实行森田疗法的。

住院治疗：在确定诊断后，要向患者讲明病的性质，并将有关神经质心理学说介绍给他们，告诉他们实际上没有严重疾病，以消除他们不必要的担心和顾虑。住院治疗过程分为以下四个时期。

Ⅰ期：绝对卧床期，一般为4～7天。患者独居一室，除了吃饭、如厕外，其余时间不得下床活动，禁止会客、谈话、吸烟、读书、写字等。在此期间，患者必然产生各种想法，尤其是对疾病的各种烦恼和苦闷，因而可能使病痛暂时加剧和难以忍受，对治疗表示怀疑，少数患者甚至要求中止治疗而出院。当患者把所有烦恼的事情都想过之后，就没有什么可以再想的了，就会感到无聊。所以，第一期又称无聊期。此后，患者自然要求下床做些什么，此时便进入了第二期。

Ⅱ期：轻工作期，一般为4～7天。患者仍然被禁止读书、交际，每天卧床时间要保持7～8小时，白天可以到户外活动，可以采取患者自我选择与施治者指导相结合的方法，从事一些轻度的劳动。如在室外可以做些诸如扫院子、擦玻璃等简单劳动，在室内可进行书法、绘画、糊纸袋等活动。一般从第3天开始，可以逐渐放宽对患者工作量的限制，并要求患者开始写日记，但不许写关于病的问题，只写一天干了些什么，有什么体会，施治者每天检查日记并写评语，引导患者避开对病的注意，关心外界活动。

Ⅲ期：重工作期，一般为4～7天。患者仍被禁止会客、娱乐，开始参加较重的体力劳动，如除草、帮厨、清理环境卫生、做农活、参加公益劳动等。在这一阶段，患者可以读书，主要是看森田先生写的关于神经症方面的书，还可以读历史、传记、科普读物等，每晚要求患者记治疗日记。患者在医院里和其他患者一起劳动，互相避免谈及自己的病。此阶段的目的在于通过努力工作，使患者体验完成工作后的喜悦心情，培养忍耐力。在这之中要学会对症状置之不理，进一步将精神活动能量转向外部世界。

Ⅳ期：生活锻炼期，又称回归社会准备期，此期一般为1～2周。此期为患者出院做准备，要指导患者回归原社会环境，恢复原社会角色。此期根据患者的具体情况，允许他白天回归到原来的社会单位或在医院参与某些管理工作等较复杂的社会活动。无论参加何种活动，都要求每晚仍回病房，并坚持记日记。其目的是使患者在工作、人际交往及社会实践中进一步体验顺应自然的原则，为回归社会做好准备。

以上各期的情况，是对一般治疗情况的描述，对每个具体患者而言，还要根据其情况来决定治疗的进程。治疗周期因此而长短不一，时间短者约3周即可，长则可能需要60～70天，平均周期一般为40～50天。

住院治疗的目的是使患者对精神的自然变化及其演变有实际的体会，消除以前对病的臆断和误解，达到心理上的“自然流动，无所住心”的状态。因此，对卧床期可能流露出的心理状态，事前不能向患者说明，这点很重要。因为，患者事前知道在此期间会产生无聊、悲观的情绪，会使患者采取预期的态度，心理的自然流动就会被歪曲。当然，在采用住院疗法之前，施治者应先使患者对森田住院疗法的过程有一个大致的了解，患者可自己做出是否入院治疗的决定。患者的求治欲望越强烈，越有利于治疗。

采用森田疗法治疗广泛性焦虑症患者时，首先要帮助患者认清广泛性焦虑症到底是一种什么样的疾病，其症状是如何发生的。搞清广泛性焦虑症的本质对治疗有极重要的作用。有些患者在弄清了症状的本质后，病情很快就好转了。

森田疗法不使用任何器具，也不需要特殊设施，主张在实际生活中像正常人一样生活。从根本上说就是引导患者在日常生活中积极发挥“生的欲望”的动力作用，通过躯体的非言语性体验而产生治疗结果。患者应把自己的紧张看作是“自然而然”的事来加以积极面对、充分接受、反复体验、不断纠正，从而减轻乃至打破病态的恶性循环，最终达到康复。

78. 生物反馈治疗对广泛性焦虑症有作用吗

生物反馈治疗就是将通常自己不能觉察的生理活动，通过生物反馈仪显示出来，成为自己所觉察的信号，以助自我控制这些活动。

训练开始时先用生物反馈仪教患者学会充分放松全身肌肉，达到使患者抵抗焦虑的目的。体位的选择可征求患者意见，尽量做到使患者感觉舒服。如果通过指导，患者能把发出的信号变小（即音量变小或标灯向负的方向进行），医生应及时鼓励，用“好”“对”等肯定的口气给予支持。但若出现不够理想的声音时，也不可使用消极的指导语，而应该用“不要着急”“慢慢来”“你进行得很正常”等指导语。然后教他慢慢呼吸、按身体部位顺序放松，或根据反馈信号分析患者当时的情况，如果肯定另有所思的时候（这要掌握得稳妥些），要用关切的口吻劝他除掉杂念。

训练方式可采用连续式训练，也可采用断续式训练。连续式训练是在20～30分钟不间断放松训练，断续式训练是在全程 20～30分钟，可以分4～5个轮回，每轮做4分钟训练之后休息1分钟。

对于广泛性焦虑症患者在学会放松之后，多用言语信号帮助他巩固放松效果。可根据他产生焦虑的原因选择合适的指导语编入放松训练的计划中。治疗效果可以通过肌电的基础电压下降幅度以及下降后的稳定性来判定，也可以参考临床症状减轻情况来判定。追踪观察时，还可根据患者病情复发及两次复发的时间间隔是否有所延长等予以判定治疗效果。

大量的临床实践表明，生物反馈治疗对广泛性焦虑症有一定疗效，可明显减轻或缓解患者头痛、失眠、心悸等症状。

79. 心理治疗对惊恐障碍的疗效如何

惊恐障碍是一种心理疾病，心理治疗当然是一种对付它的有效手段，临床上比较常用的心理治疗方法有支持性心理治疗和认知行为治疗。前者包括必要的一些解释和保证，同患者讲清楚他的病没有严重后果，不会发疯，也不会死去，而会逐渐好起来，这不仅会让患者情绪稳定下来，而且在有些患者身上会出现明显的症状好转。认知行为疗法则是通过一些技术来矫正患者的不良认知，也就是对生理不适的灾难性解释，一旦不良认知改变了，惊恐障碍的症状会明显减轻。俗话说“解铃还需系铃人”，消除这些认知曲解，用合理的认知替代它，有利于症状的缓解。经常默念下列口诀有利于合理认知的建立：①我的紧张、心慌……不过是一种焦虑反应；②焦虑反应没有危险性后果，不要怕；③不要去想可怕的事情，尽可能地放松自己就行；④心跳，胸闷，透不过气……仅仅是惊恐障碍的一个症状，我绝对不会死；⑤只要不去想死亡的事，我就肯定能战胜惊恐障碍；⑥我能对付它，不必匆匆忙忙去医院；⑦保持平静焦虑就会慢慢好转，没有哪一次焦虑会持续存在。每天默念这些口诀多次，并坚持不懈，效果非常好。

此外，深慢呼吸法可以有效地缓解惊恐障碍的症状，具体如下：尽可能深吸气一口，能吸多少吸多少，稍微屏一会儿气，慢慢地吐出来，尽可能吐尽，如此

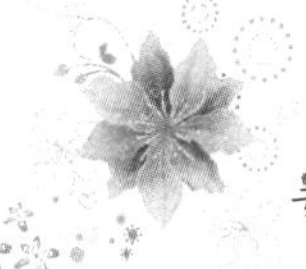

循环呼吸，使每分钟呼吸频率保持在10～12次，坚持做几分钟，你的症状会有所减轻，你的感觉也会越来越好。

80．女性焦虑症有哪些心理治疗

常用支持性心理治疗、短程精神动力学心理治疗、行为治疗和认知行为心理治疗。①支持性心理治疗：建立良好的护患关系，倾听患者的诉说，可帮助患者有效应对所面临的急性应激情况。当面临躯体不适和害怕时，医生需要对其应对方式表示肯定，通过与患者沟通，不间断地提供健康教育指导，澄清患者的感受、害怕和需要。支持性心理治疗对患者焦虑情绪的处理起促进作用。②短程精神动力学心理治疗：该方法帮助患者提高对自身和环境的了解，以改变原来的不健康的应对机制，达到缓解焦虑症状、恢复社会功能的目的。③行为治疗：可有效改善患者的急性焦虑，具体实施一些可以达到的目标或任务，强化其治疗信心。常用的行为治疗包括放松技术、系统脱敏治疗、生物反馈、催眠治疗等。④认知行为心理治疗：基于一个理论假设，即人的认知影响情绪的变化。该治疗技术积极暴露内心体验、澄清事实观念或信念等方面，远期疗效较好。

目前，临床比较多见的治疗方法是药物治疗和心理治疗合并使用的综合疗法，需要制定较为周密、符合个体需要的治疗计划，以获得有效的疗效。

81．如何对躯体疾病伴发焦虑症进行心理干预

躯体疾病患者多伴发焦虑症，出现这些负面的情绪不但不利于疾病的治疗，还有可能导致患者内分泌和免疫功能下降，从而加重患者的躯体症状，影响康复。对躯体疾病伴发焦虑症的患者进行及时有效的心理干预，可以帮助患者改善不良情绪，提高治疗疾病的信心，有利于疾病尽快康复。

心理干预主要从以下几方面做起：①消除或减少心理、社会刺激因素，如

来自工作单位、家庭、医疗、个人等各方面的不良影响。通过耐心的解释，疏导并鼓励帮助患者树立生活和治疗的信心。②根据患者的不同心理情况给予相应指导。如告诉患者有关的躯体疾病及焦虑的相关知识，使患者认识到自己身患的疾病和治疗方法，学习控制和克服焦虑情绪，保证积极配合治疗。③鼓励患者合理安排日常生活、饮食和体力活动，可听听音乐、看看电视，陪患者到郊区看看田园风光，增加幸福感，减低焦虑。④注意药物等可能会对情绪的影响。⑤对焦虑症较为严重的患者，可在专科医生的指导下进行行为治疗和药物治疗等。

82. 轻度焦虑症如何心理治疗

（1）排除焦虑源：当然我们有时候并不知道自己为什么而焦虑，我们能做的就是暂时远离那些我们已经知道的能给我们带来焦虑的事情。比如，焦虑症爆发的时候，你可以请假休息，暂时离开你的工作压力，缓解一下情绪。等自己感觉焦虑少一些了再上班。这样做可以防止你的焦虑症进一步恶化为严重焦虑。心理咨询师会建议你去乡村或者人少的风景区转转，离大自然近一点，你就轻松一点。

（2）寻找朋友帮助：找一个能听你说话的朋友，向他叙述一下你最近的情绪状态和经历的各种事情。这种表述可以有效地减轻你的痛苦程度。实际上得出这个研究结果的人怀疑，心理咨询师其实就是一个倾听者，来咨询的人把自己的遭遇叙述清楚了，问题也就解决了一大半了。

（3）开始写日记：随着我们的工作或者学习的压力越来越大，我们会逐渐忘记那个写日记的年龄。心理学家考察那些初中生，想知道为什么在那个年龄阶段很多人都在写日记，写日记对他们有好处吗？答案是肯定的。日记让初中生找到一个缓解压力的途径，并且帮助他们学会调节自己的情绪。对大学生的研究也发现了这一点，那些被要求记下自己难过的事情的大学生情绪体验更加积极，生病更少。所以，准备一个日记本，记下让你焦虑难过的事情，开始你的自

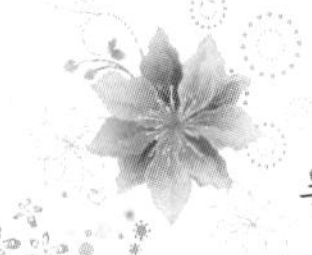

我疗伤。

（4）看淡他人对你的评价：心理学中的生物流派认为，人的焦虑与别人给你的评价有关。想想你为什么而焦虑？上班的时候是不是感觉到一点紧张？因为你不想被老板和同事评价为懒散的、没礼貌的。你希望自己在别人的心中是完美的。正因为这种希望使得我们害怕给别人留下坏印象。当你意识到自己在为别人的评论而焦虑的时候，你要学会和自己对话，你要告诉自己走自己的路让别人堵车去。

（5）寻找归宿：我们可以这样理解“归宿”这两个字，它可以是一个俱乐部，你在里面感到被尊敬和接纳；它可以是一个家庭，你感到自己有责任经营好这个家庭；它可以是一个兴趣圈子，你找到了志同道合的朋友。一个焦虑的人往往是没有归宿的，人本主义心理学也认为，人为自己的存在而焦虑。什么是存在？有归宿就是存在。所以找到一个这样的归宿，你的焦虑可能会迎刃而解。

（6）练习放松技术：有很多放松技术都是可以自学的，比如肌肉放松法就是一种简单而有效的方法。基本原理就是，你平躺在床上，然后从头到脚依次做紧张和放松运动。比如攥紧你的拳头，这叫作紧张运动，然后慢慢松开拳头，这就叫放松运动。就这样反复的紧张然后放松。从头到脚的每一块肌肉都要做紧张放松运动。经过一段时间练习，你就可以利用放松技术来减轻焦虑。如果你觉得自学困难，还可以找到你家附近的心理咨询处，要求学习放松技术。

（7）练习冥想技术：冥想就是关注你的内在，可以参考一些书籍上介绍的具体的冥想方法。在一些瑜伽训练中心也可以获得冥想训练，在有人指导的情况下，会学习得更快。

83. 焦虑症患者如何音乐治疗

音乐治疗就是运用一切音乐活动的各种形式，包括听、唱、演奏、律动等各种手段对人进行刺激与催眠并用声音激发身体反应，使人达到健康目的。音乐治疗机制之一就是音乐可以改变人类的情绪和行为。音乐所引起的情绪随乐调、节奏、旋律、布局、谐声及音色等因素而异。每个乐调都可表现一种特殊情绪，不同曲调、节奏、旋律、谐声引起的生理效应是不同的。快速和愉快的乐曲可以使肌肉增加力量；音调和谐、节奏徐缓的乐曲可以使呼吸平稳；音乐优美的歌曲或悦耳动听的器乐曲可以调节自主神经，使大脑得到休息，帮助人们解除疲劳。

音乐疗法中的乐曲选择须符合以下两个标准：一是低音厚实深沉，内容丰富；中、高音的音色要有透明感，像阳光透射过窗户一样，具有感染力。二是音乐中的三要素即响度、音频、音色3个方面要有和谐感。即选择的乐曲要与自身的状态保持平衡性，使音乐的“阴与阳”“静与动”“强与弱”平衡。此外，中医学音乐疗法是根据宫、商、角、徵、羽5种民族调式音乐的特性与五脏五行相配属的关系来选择曲目进行治疗。不同类型的焦虑症患者，在中医学辨证的前提之下，可选用适合自己体质的曲子，可运用五行配属的生克关系来选择。

（1）肝气郁结型：乐曲以舒展、明快比较适宜，旋律酣畅、生机勃勃的乐曲都可选用。主要有：《阳春白雪》《鲜花调》《满庭芳》《阳春》。按中国传统音乐五行选乐方式，可以宫调式、羽调式为主。音乐治疗每日1～2次，每次30分钟，30次为一疗程。音量控制不超过70分贝。音乐治疗过程中，保持情绪稳定，一般先休息5～10分钟后再行音乐治疗，思想集中，效果则好。

（2）气郁化火型：要选择柔和、恬静、舒缓的乐曲，节奏舒缓的乐曲，缓和人的炽烈情绪，调节自主神经系统功能。这类乐曲如《二泉映月》《平湖秋月》《阳关三叠》。按中国传统音乐五行选乐方式，可以徵调式、角调式为主。音乐治疗每日1～2次，每次30分钟，30次为一疗程。音量控制不超过70分贝。音乐治疗过程中，保持情绪稳定比较好。

（3）心神不宁型：情调悠然平和的乐曲最为适用。这类乐曲如《塞上曲》《二泉映月》《秋思》《甘州》《雁落平沙》。按中国传统音乐五行选乐方式，用羽调式和徵调式音乐。音乐治疗每天进行1次，体位多采用坐式或卧式，每次30分钟，15天为一疗程。

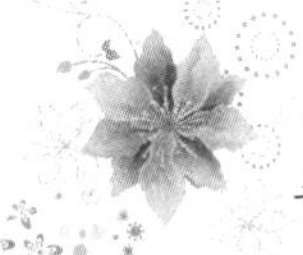

（4）痰热上扰型：音乐治疗以旋律柔婉、节奏悠缓的乐曲为主。主要有《平湖秋月》《汉宫秋月》《渔舟唱晚》。按中国传统音乐五行选乐方式，用宫调式和商调式音乐。音乐治疗每天进行1次，体位多采用坐式或卧式，每次30分钟，15天为一疗程。

（5）心脾两虚型：养心益脾、温厚中和、振奋心阳的乐曲比较适宜。主要有《鹧鸪飞》《百鸟朝凤》《空山鸟语》《听松》。按中国传统音乐五行选乐方式，可以宫调式、羽调式为主。音乐治疗每次20分钟，每日1次，20天为一疗程。

（6）阴虚火旺型：选择和声简单、音声和谐、旋律变化跳跃较小、缓慢轻悠的乐曲，这类乐曲主要有《春江花月夜》《二泉映月》《空山鸟语》《彩云追月》。按中国传统音乐五行选乐方式，可以角调式、羽调式为主。一般20～30分钟，或更长至40～60分钟，音量不超过60分贝。保持室内环境安静，疗效更佳。

伴有失眠的焦虑症患者可选择和声简单、音声和谐、旋律变化跳跃较小、缓慢轻悠的乐曲，以二胡、箫等音色比较好，中心频谱在125～250Hz容易诱人入睡。传统乐曲《春江花月夜》《二泉映月》《摇篮曲》（贺绿汀曲）《姑苏行》都是良好的催眠佳曲。音乐治疗选择睡前进行，一般20～30分钟，或更长至40～60分钟，音量不超过60分贝。保持室内环境安静，造成睡眠的气氛，在音乐治疗前，至少半小时内，不宜做过多剧烈的运动。催眠音乐的应用中，如果加上患者的信赖和配合，效果会很好。

伴有心悸的焦虑症患者以选择情调悠然平和的乐曲最为适用。这类乐曲主要有《喜洋洋》《步步高》《金水河》《假日的海滩》《塞上曲》《二泉映月》《秋思》《甘州歌》《雁落平沙》。按中国传统音乐五行选乐方式，用羽调式和徵调式音乐。音乐治疗每天进行1次，体位多采用坐式或卧式，每次30分钟，15天为一疗程。

伴有烦躁的焦虑症患者宜多选择柔和、悠缓的乐曲，舒展、明快，旋律酣畅、生机勃勃的乐曲，如《平湖秋月》《汉宫秋月》《渔舟唱晚》《春辉曲》《阳春白雪》《鲜花调》《满庭芳》《鹧鸪飞》《百鸟朝凤》《空山鸟语》《听松》。按中国传统音乐五行选乐方式，可以宫调式、羽调式为主。音乐治疗每次20～30分钟，每日1次，20天为一疗程。

84. 焦虑症患者如何调适性格

焦虑症患者往往性格内向、敏感、细致，对挫折的打击耐受力低，对生活中的任何事情都容易出现烦恼。所以，患者应以积极的态度对待烦恼，一旦烦恼情绪困扰自己时，要想办法消除。焦虑症患者可以从以下几个方面对自己的性格进行调适。

（1）正确对待人生：焦虑症患者应以达观的态度对待人生。处于烦恼中的患者，往往是心胸不开阔者，平时爱计较小事，遇事想不开，一旦遇到挫折和失败，认为一切都完了，并且烦恼万分。要认识到人生充满了各种矛盾，人生难免遇到不幸和挫折，要使其认识到烦恼并无助于问题的解决，如果你勇敢地面对现实，勇敢地面对困难、问题、挫折，就可以用自己的智慧和劳动去战胜困难，解决矛盾，只有以达观的态度来对待生活，烦恼才会消退。

（2）降低生活标准：许多焦虑症患者出现焦虑情绪是由于对生活的理想化，对自己的希望和标准过高造成的。他们在生活中，现实与理想之间差距太大，这样心理上就失去了平衡，于是烦恼就接踵而至。还有些人，对自己的期望值过高，总想干自己力所不及的事情，总想达到完美的程度，这样必然会给自己带来烦恼。要知道人无完人，人不能事事要强，也不能样样干好，对自己、对生活都应该客观及实际一些。从生活实际出发，去要求生活，不能脱离现实。从自己的实际出发，发挥自己的作用。这样，我们就会生活得充实，省去一些不必要的烦恼。

（3）积极的自我暗示：许多焦虑症患者，往往对自己有许多不良的自我暗示。他们在遇到困难时，往往不往好处想，而往坏处想，倾向于想糟糕的结局。

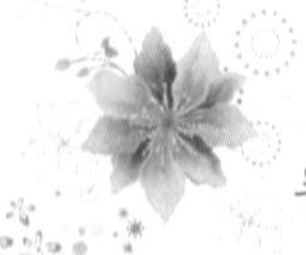

所以，患者要深刻地认识到，对自己现状的苦恼不但无助于问题的解决，有时还妨碍事情的解决。因此，就应学会控制自己的情绪，这样就应当对自己进行积极的暗示。自己要对自己说：烦恼没有什么用，烦恼除了痛苦以外，什么问题都解决不了。通过积极的心理暗示，唤起一种积极向上的心理，控制焦虑情绪，代之以积极的精神状态，为战胜烦恼打下心理基础。

（4）寻求知己：为消除烦恼和焦虑，应尽量避免个人独处、独自苦闷，因为这样做只能加重自己的苦恼，应寻找一个知识和经验比自己丰富的人，向他们请教，通过与他们交谈，可以使自己掌握解决焦虑的知识、经验和方法。这样，患者往往可以有豁然开朗的感觉，这可使焦虑消除。另外，处于焦虑之中时，还可以找知心朋友倾吐心中苦闷，把自己内心中的焦虑和苦恼一旦说出，会感到心里舒适，还会从朋友那里获得安慰、理解和帮助。

（5）保持精神乐观：对焦虑症患者来说，保持精神乐观非常重要。精神乐观是人体健康长寿的重要因素之一。乐观对人体生理的促进作用主要有两个方面：一个是调剂精神，屏除不利于人体的精神情志因素；二是流通营卫，和畅血气，精神调达。气血和畅，则生机旺盛，从而有益于健康。

（6）知足常乐：以健康乐观的心态来面对紧张的现代生活。不过度追求完美，该慢的慢下来，该放弃的要放弃，改变不良生活方式，注重生活质量，积极投入工作并懂得享受生活。

（7）培养坚强的意志：焦虑症患者要意志坚强，才能战胜疾病。意志指为达到某种目的而产生的决断能力的一种心理状态，包括人的自控力、毅力等内容。

85. 如何面对分离焦虑的孩子

不能因为孩子的分离焦虑而处罚他，因为这样做会破坏既有的亲子互信关系，也会使孩子不安的感觉无法获得释放。建议家长应该尽量站在孩子的立场设想，好言相劝，让孩子知道爸妈不会遗弃他。

性别不会影响孩子有没有“分离焦虑”的问题，女孩也不会比男孩更黏爸爸妈妈。

喝母奶的孩子通常会更黏妈妈，尤其是亲喂的人，因为亲喂母乳会使亲子之间的依附关系建立得更加稳固，而且也因为母乳较易消化，孩子容易肚子饿了想喝奶。

目前并没有任何证据显示“分离焦虑”与遗传有关，应该是与孩子的天生气质、后天家长的对待方式与个性养成有关。

即使我们知道“不要因为孩子处于分离焦虑的时期，而处罚或责骂孩子”，不过有时候赶时间，仍不免会责骂孩子。妈妈上班快迟到了，若孩子哭闹不放手，一旦斥责他，孩子可能会抓得更紧，因为他会认为“这下子真的要被丢掉了”。因此也可以通过预留更充裕的时间给孩子，充分与孩子沟通，让孩子逐渐适应与习惯改变的相处模式。

许多家长都有“究竟要不要顺着孩子”的困扰，家长要“接纳”孩子的“分离焦虑”。家长应调整成包容与接纳的心态，不要因为“分离焦虑”而对孩子动怒，只要告诉自己这是正常的发展过程，假以时日，孩子的心理发展也会追上生理发展而逐渐成熟，建议家长耐心地帮助孩子度过这个过渡期阶段。

86. 如何改善孩子的分离焦虑

（1）当家长要离开时（例如将孩子送到保姆家），要告诉孩子，自己几点会去接他，并要说到做到；如果不确定时间，可以说“妈妈晚一点就会来接你，你要乖乖听话喔！”别什么都不说就离孩子而去，孩子会很惶恐。

（2）让孩子逐步适应与主要照护者分离。例如刚到保姆家时，一开始都要陪伴着他。几天以后，等到孩子逐渐适应了新环境，玩得不亦乐乎时，家长再跟孩子说“Bye Bye”。当孩子开始了社交生活与对新环境产生信赖感时，孩子反而可能会主动跟家长说“Bye Bye”。

（3）家长可以在孩子身后陪伴他，看他玩耍。当孩子回头确定家长还在

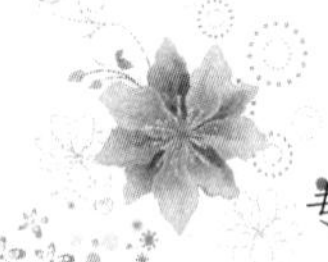

时，家长可以试着转移孩子的注意力，例如：“宝宝你看，前面那是什么呀？是不是一只兔兔呀？”

（4）等到孩子比较适应了，真的要离开时，家长一定要当机立断立刻就走，不能因为孩子哭闹而犹豫不决，甚至回去抱孩子，不离开了。离开之后，除非完成既定的行程，不然不要立即折返（当孩子有其他合适大人照护时）。

（5）有些孩子连家长上厕所都会哭，想要一起进厕所，这时候家长不妨隔着门和孩子讲讲话，使孩子听得到家长的声音，稍微安抚他。

（6）晚上睡觉时，如果孩子会因为与家长分离而哭闹不休（已确认过并非肚子饿了或尿布湿了等原因），家长可以将孩子抱在胸前，让孩子聆听家长的心跳声。听到家长的心跳声往往会令孩子感到很安心，等孩子睡着后，再将他轻轻放回婴儿床上即可。

（7）应寻求其他照护者的支持。例如妈妈要出门，孩子哭闹不肯让她走时，爸爸应过来转移孩子的注意力，比方“我变魔术给你看，好不好？”孩子大多充满好奇心、专注力不佳、记忆力也很短暂，转移孩子的注意力通常不是一件难事。

（8）当孩子因黏妈妈而哭闹时，爸爸千万不可以斥责妈妈：“你是怎么教孩子的啊？”应同心协力安抚孩子。

六、西医如何治疗焦虑症

87. 焦虑症如何药物治疗

焦虑症的发病有一定的生理因素，但同时又有非常明显的心理因素。目前药物治疗仍是焦虑症的一线疗法，但是随着医疗模式的转变，心理治疗在焦虑症的治疗作用也越来越受到重视。对伴有急性焦虑发作的焦虑症患者，则以较快地改善和减轻患者的精神紧张和各种躯体不适感为首要目的。焦虑症的治疗目标是：控制急性症状，维持治疗控制复发；药物治疗与心理支持做到有机结合；注意家属在控制焦虑症状以及在精神康复中的作用。同时应考虑到的是，焦虑症是一类谱系障碍，有较高的共病率，因此人们在对焦虑症加以关注的同时，亦要注意共存疾病的治疗。

目前的研究发现，人脑的化学传递物质与人的情绪有关，无论是紧张、焦虑和恐惧，都源于这些化学传递物质的量的变化。如果把这些化学传递物质的量稳定在正常状态，就可以消除情绪紊乱，所谓药物可以治心病即指此而言。当然，我们也不否认心理治疗在心病治疗中的重要作用，只是千万不要用心理治疗为借口来拒绝药物治疗。心理治疗和药物治疗就像我们的左右手，面对心理疾病的侵扰，我们为何要自废武功，放弃一只有力的臂膀呢？如果双手能合作起来，不是

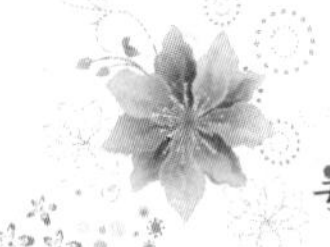

会起到更好的作用吗？

对于焦虑症来说，现在临床心理医生一般先用药物治疗，主要的目的是先通过药物消除或减轻患者的恐惧和焦虑，症状减轻了，医生的指导语言就容易接受，听得进去，成为自我调节的驱动力。即使是医生采用行为疗法，也可以让患者先吃药，在不害怕不紧张的情况下再去见人，去与人交往，也容易多了，甚至使困难不再成为困难，如此一次两次地锻炼下去，习以为常，以后逐渐停药，那恐惧和焦虑也不会卷土重来了。

焦虑症按照病情严重程度可以分为轻度焦虑症、中度焦虑症和重度焦虑症，不同的焦虑症类型的药物治疗方案不同，患者在出现焦虑症状后，患者应尽快到精神专科医院就诊，以明确焦虑的类型并采取相应的治疗。医生一般会根据患者病情、身体情况、经济情况等因素综合考虑。一般建议服药1～2年。停药及加量请咨询医生，不可自行调整药物治疗方案。在服药期间，注意和医生保持联系，出现不良反应或其他问题及时解决。

治疗焦虑症的目标主要在于提高临床治疗成功率，促进临床症状消失，恢复社会功能，加强长期随访，减低复发率，改善预后。

焦虑症一般治疗时间为12～18个月，对于广泛性焦虑症持续存在则需要长期治疗，甚至终身治疗。不建议长期使用苯二氮䓬类药物，除非在其他药物或认知行为疗法无效情况下。待症状完全缓解撤药时应逐渐减量，症状未缓解停药可明显增加复发率。对于难治性焦虑症可合用不同机制的药物，但一般不主张两种抗焦虑药物联用。非经典抗精神病药物不作为治疗的初始用药，使用时最好与一线抗焦虑药合用，但需权衡不良反应及早期疗效。

焦虑症的药物治疗从历史上看可分为三个阶段：20世纪40年代之前主要以巴比妥类药物治疗；20世纪60年代以后，苯二氮䓬类药物取代了巴比妥类药物，成为一线用药；20世纪80年代以后，非二苯䓬类药物丁螺环酮及新一代抗郁药出现，使苯二氮䓬类药物的应用大为减少。目前被医生用来治疗焦虑症的药物有：抗抑郁药、苯二氮䓬类抗焦虑药物、非苯二氮䓬类抗焦虑药物（如丁螺环酮、坦度螺酮）、抗组胺药、抗精神病药物等。

研究表明，环酯E3 泛素连接酶Rines/RNF180参与了大脑MAO-A水平的调控，促进其泛素化和降解。Rines摘除的小鼠表现出应激减弱和增强的焦虑行为，予摘除Rines小鼠MAO抑制药治疗后表现出一些情感行为上异常的基因特异性影响，说明Rines是单胺系统调节情感行为的一个潜在关键点，是一种很有前途的候选药物靶点。

谷氨酸能神经传递系统和多胺（胍基丁胺、腐胺、亚精胺和精胺）可能参与应激反应和焦虑的生物机制，特别是N-甲基-D-天冬氨酸受体（NMDAR）拮抗药，N-甲基-D-天冬氨酸受体的部分激动药（DCS，ACPC），α-氨基-3-羟基-5-甲基-4-异恶唑丙酸（AMPA受体）受体拮抗药（托吡酯）等在一些动物和人体研究中显示出抗焦虑样作用，有望成为新的靶向药物。

神经元的形成对抗抑郁药物效果的影响已愈受到重视，最近的研究表明海马神经元的功能受损在焦虑症特别是创伤后应激障碍和急性焦虑发作中较常见，推测海马神经元的减少、受损是该病的内在表现，发展新的亲神经性化合物对该病有潜在的治疗价值。

88. 焦虑症如何选用三环类抗抑郁药

这类药物属于抗抑郁药，20世纪60年代广泛用于治疗各种抑郁障碍。Klein首先将丙米嗪用于治疗惊恐障碍，并取得良好效果，后来也有医者用这类药物治疗广泛性焦虑障碍。由于三环类抗抑郁药有明显的不良反应，它的使用已大大减少。

三环类抗抑郁药具有抗抑郁和抗焦虑效应，个别药物（氯米帕明）也有抗惊恐效应，这类药物的明显抗胆碱能效应则与不良反应有关。

三环类抗抑郁药的抗抑郁机制可能是通过阻滞突触前膜对单胺类神经递质主要是5-羟色胺（5-HT）和去甲肾上腺素（NA）的再摄取提高突触间隙可利用的5-羟色胺和去甲肾上腺素的浓度，从而增强神经传递而发挥抗抑郁效应。另外，三环类抗抑郁药也有明显的抗胆碱能作用以及阻滞α_1肾上腺素受体和H_1受体的作用，这些作用与三环类抗抑郁药的不良反应有关：抗胆碱能作用引起口干、视物模糊、便秘和嗜睡；阻滞肾上腺素受体引起头晕和血压降低；阻滞H_1受体引起体重增加和嗜睡。三环类抗抑郁药的抗焦虑机制尚不清楚。早在20世纪60年代Klein试用丙米嗪治疗惊恐发作获得良好效果，推测是由于抗抑郁效应所致，并将有惊恐发作的患者称为“不典型”抑郁症；后来证明这种推测不合理，丙米嗪改善惊恐发作的症状是为丙米嗪所特异的。这一发现导致了惊恐障碍在DSM-Ⅲ中独立为一疾病单元。然而，丙米嗪的抗焦虑的机制仍有待阐明。

三环类抗抑郁药常用药物包括丙米嗪、氯米帕明（氯丙米嗪）、阿米替林、多虑平（多塞平）等。虽然它们对广泛性焦虑障碍、惊恐障碍和场景恐怖症都有效，但阿米替林和多虑平对广泛性焦虑障碍的疗效更好，而丙米嗪和氯丙米嗪对惊恐障碍和场景恐怖症的疗效更好。三环类抗抑郁药用于治疗广泛性焦虑障碍、惊恐障碍和场景恐怖症的剂量比治疗抑郁障碍的剂量小，丙米嗪每日的剂量为75～150毫克；如效果不明显，可增至200毫克/日。

抗胆碱能副作用是三环类抗抑郁药最常见的不良反应，小剂量即可引起口干、便秘、视物模糊、视力调节障碍、手颤、尿潴留和心动过速等；随着剂量的增加会更明显。多数患者的不良反应会随着治疗时间的延长而逐渐减轻。也有少数患者会更严重，如出现严重便秘、排尿困难或尿潴留、眼内压升高等。不良反应明显者应减量或改换药物。三环类抗抑郁药可以引起反射性心动过速、直立性低血压、头晕和体重增加。三环类抗抑郁药多有镇静作用（丙米嗪例外），少数患者出现焦虑甚至激越（丙米嗪更容易引起）。部分患者可出现感觉异常如麻木或针刺感，出现肌肉颤动者颇常见，个别患者发生癫痫发作、出现幻视或精神症状恶化。用药量过大或药量增加过快会引起谵妄，尤其是老年人。三环类抗抑郁药有奎尼丁样作用。引起窦性心动过速和影响心电图，多见ST非特异性变化和T波低平，其次为PR间期、QT间期和QRS波群增宽。出现束支传导阻滞常见，但房室传导阻滞不多见（约0.7%）。如患者原有心脏病，有可能引起三度房室传导阻滞。三环类抗抑郁药过量可引起室上性心动过速，严重者可发生室性纤维颤动。三环类抗抑郁药可加重原有心脏疾病，如加重心肌缺血、缺氧，诱发心绞痛和恶化心肌梗死。对性功能的影响也常见，如性欲减退、阳痿、射精延迟或抑制、快感缺失。约2%的服药者出现皮肤不良反应，如麻疹样皮疹、荨麻疹、过敏性皮炎、多形性糜烂性红斑和血管神经性水肿等。偶尔报道骨髓抑制、粒细胞减少或缺乏、紫癜、血小板减少和贫血。

有自杀企图的抑郁症患者有可能采取服用过量三环类抗抑郁药自杀引起急性中毒，轻度中毒表现为谵妄，重度中毒表现为嗜睡或昏迷，严重中毒呈深昏迷和呼吸抑制。可见皮肤干燥、瞳孔散大、尿潴留和肠鸣音减低。心电图可见QT间期延长、ST段和T波改变，以及传导阻滞。传导阻滞可能是死亡的主要原因，呼吸抑制也可以引起死亡。毒扁豆碱可以对抗三环类抗抑郁药的抗胆碱能效应。

有心脏病如心绞痛、心肌梗死、心力衰竭者禁用，癫痫和严重肝肾疾病者禁用；青光眼和前列腺增生患者以及老年人慎用。

三环类抗抑郁药可以与很多药物互相作用，使用时应特别注意。三环类抗抑郁药由肝脏细胞色素P450（CYP）酶代谢，抑制此酶的药物如选择性5-羟色胺再摄取抑制药和酚噻嗪类可减慢三环类抗抑郁药的代谢使其血浓度升高，而诱导此酶的药物，如卡马西平、乙醇、巴比妥娄和口服避孕药，可加速三环类抗抑郁药的代谢而使其血浓度降低。三环类抗抑郁药不宜与单胺氧化酶抑制药联合使用，因为三环类抗抑郁药抑制突触前膜单胺类神经递质的再摄取，而使突触间隙的单胺递质增加；如同时使用单胺氧化酶抑制药，由于单胺氧化酶活性受抑制，而使单胺递质代谢减慢，导致单胺类神经递质浓度过高，此时可出现异常反应，表现为兴奋、活动增多、瞳孔散大、脸红、出汗、心动过速、血压升高、体温升高、肌肉抽搐、肌强直，甚至意识丧失或死亡。使用三环类抗抑郁药的患者再摄入拟交感药也可能引起类似反应，因此服三环类抗抑郁药的患者慎用拟交感药如麻黄碱、去甲肾上腺素等。此外，抗高血压药如胍乙啶、甲基多巴和利血平可增强三环类抗抑郁药的低血压反应，三环类抗抑郁药增强乙醇的效应，抗胆碱能药与三环类抗抑郁药合用使胆碱能效应更明显。

三环类抗抑郁药也有很好的抗焦虑效果，只是由于此类药物的不良反应大，它的应用已大为减少。与苯二氮䓬类药物比较，虽然不良反应较多（抗胆碱能不良反应和对心脏的毒性）和安全性较差（药物过量可能危及生命），但三环类抗抑郁药也有优点，如很少引起药物依赖和滥用，适用于伴有抑郁的焦虑障碍，而且对难治性焦虑障碍也可能有效。

三环类抗抑郁药主要是丙米嗪和氯丙米嗪，这两种药物对多种焦虑症的疗效已被证实。在治疗初期，不良反应会影响治疗依从性，如初期焦虑加重、口干、直立性低血压、心动过速、镇静、性功能障碍、影响精神运动功能、驾车安全及其他。体重增加是长期治疗中的一个问题。总体而言，三环类抗抑郁药不良反应的发生率比新型抗抑郁药高。因此，目前三环类抗抑郁药不作为治疗焦虑症的首选药物，一般在使用新型抗抑郁药无效的情况下才考虑使用。同时，三环类抗抑郁药的剂量应缓慢增加，而且药物可能要2～4周后才产生抗焦虑作用（有些病例可迟至6周，强迫症一般起效时间长些），最初2周的不良反应较强。另外，治疗初期会产生神经过敏或焦虑症状加重。

焦虑的病因会导致机体神经-内分泌系统出现紊乱，神经递质失衡，而抗抑郁药可使失衡的神经递质趋向正常，从而使焦虑症状消失，情绪恢复正常。①广泛性焦虑常用治疗药物是帕罗西汀（赛乐特）、艾司西酞普兰（来士普）、文拉法辛（博乐欣、怡诺思）、黛力新等。②惊恐发作常用治疗药物是帕罗西汀（赛乐特）、艾司西酞普兰、氯米帕明等。这类药物的特点是抗焦虑效果肯定、从根本上改善焦虑、无成瘾性，适合长期服用、抗焦虑效果见效慢，2～3周后起效，常常需要同时短期合用安定类药物、价格偏贵。

随机对照试验证实，米氮平对重度抑郁合并焦虑的患者疗效与帕罗西汀相当，耐受性良好，并且在最初几周其抗焦虑作用优于帕罗西汀。但有人对60例广泛性焦虑症患者进行的一项随机对照研究表明米氮平30～45毫克/日的疗效与安慰剂相比并无优势，其另一项研究也表明米氮平与帕罗西汀联用治疗社交焦虑症未见增效作用，其疗效仍需进一步大样本的临床研究来证实，因此尚不作为焦虑症常规用药。

89. 焦虑症如何选用新抗抑郁药

（1）文拉法辛：通过同时抑制5-羟色胺和去甲肾上腺素的再摄取，使突触间隙5-羟色胺和去甲肾上腺素浓度升高，从而发挥抗抑郁效应。它可叫显影响性功能。用法：开始剂量为200毫克/日，最大可用至375毫克/日。

（2）米那普仑：作用与文拉法辛类似。用法：200～300毫克/日，最大可用至400毫克/日。这类药物慎用于高血压患者。

（3）奈发唑酮：选择性拮抗突触后5-HT_{2A}受体和抑制突触前5-HT再摄取。对M-胆碱能、α肾上腺素能、多巴胺能和组织胺能受体的亲和力低。用法：50～200毫克/日，最大可达600毫克/日。奈发唑酮是CYP3A4的强抑制药，如同时服用阿普唑仑或咪达唑仑应减少剂量，避免用阿司咪唑和西沙必利。

（4）米氮平：通过阻滞NA能神经元的α_2-NA自受体增强去甲肾上腺素能神经传导，还通过阻滞5-羟色胺能神经元的α_2-NA异受体增加5-羟色胺的释放，以及通过阻滞5-HT_3受体和5-HT_2受体增强5-HT_1受体介导的神经传导，从而发挥抗抑郁效应。用法：15～80毫克/日。该药对其他神经递质系统的作用不明显，但可引起明显的嗜睡、口干和体重增加。

（5）曲唑酮（三唑酮）：半衰期5～9小时，相对选择性5-HT再摄取抑制，抑制NA再摄取的作用较弱，对多巴胺和组胺受体无明显作用，抗胆碱能作用轻微。有抗抑郁、抗焦虑和镇静作用。可引起明显嗜睡。用法：开始50毫克/日，增至600毫克/日，分2～3次口服。

（6）安非他酮：150～300毫克/日，用作抗抑郁治疗的增强剂。有证据提示它有抗抑郁作用，但尚未与标准抗抑郁药对照研究证实。该药的药理作用有激动

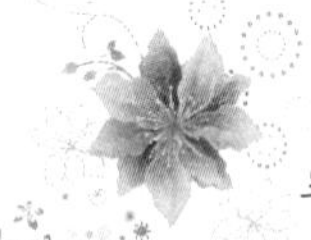

突触后5-HT_{1A}受体的作用，并有儿茶酚胺样效应。

（7）丁螺环酮（布斯哌隆）：为结构和药理作用不同于苯二氮䓬类的抗焦虑药。其作用机制可能是通过激动突触前5-HT受体而发挥抗焦虑效应。它的抗焦虑效应与苯二氮䓬类相当，但起效较慢，需服药2周或更长时间才出现效果，优点是无镇静效应，不损害认知或心理功能，也不产生耐受性和依赖性。丁螺环酮的主要不良反应头晕、头痛和恶心。由于此药半衰期短，需要经常调整药物剂量才能维持适当的血药水平。此药无抗抑郁效应，对合并抑郁障碍的焦虑障碍疗效差。

（8）β-肾上腺素受体拮抗药：这类药物主要用于减轻焦虑患者的自主神经症状如心动过速和震颤。常用的有普萘洛尔和倍他洛克。如果患者有房室传导阻滞、收缩压低于90毫米汞柱、心率每分钟少于60次、有支气管哮喘史、代谢性酸中毒（如糖尿病）或长期禁食（如神经性厌食症），应禁用此类药物。

✻90. 焦虑症如何选用选择性5-羟色胺再摄取抑制类药物

5-羟色胺再摄取抑制类药物（SSRIs）是一类通过选择性地抑制突触前膜对5-羟色胺（5-HT）的再摄取而发挥抗抑郁效应的抗抑郁药，包括氟西汀、帕罗西汀、舍曲林、西酞普兰和氟伏沙明。这类药物除有抗抑郁效应，也有明显的抗焦虑、抗惊恐和抗强迫效应，已经成为治疗焦虑障碍的一线药物。

选择性5-羟色胺再摄取抑制药有抗抑郁、抗焦虑、抗惊恐的效应，可以用于治疗抑郁障碍、惊恐障碍。

选择性5-羟色胺再摄取抑制药通过选择性地抑制突触前膜对5-羟色胺的再摄取，提高突触间隙的5-羟色胺浓度，从而增强5-羟色胺的神经传递而发挥抗抑郁效应。对5-羟色胺再摄取抑制作用的强度以舍曲林和帕罗西汀最强。帕罗西汀还有抑制去甲肾上腺素（NA）再摄取的作用，而舍曲林则有抑制多巴胺再摄取的作用。另外氟西汀对5-HT_{2C}受体有一定的亲和性，而帕罗西汀对M-胆碱能受体有一定亲和性，尤其是对M_3亚型受体的亲和性最大；除帕罗西汀外，其他选择性5-羟色胺再摄取抑制药对α_1受体都有一定的亲和性，尤以舍曲林和氟伏沙明最明显。帕罗西汀为NO合成酶的强抑制药，这可能与它更容易引起勃起功能障碍有关。

选择性5-羟色胺再摄取抑制药的不良反应尤其是抗胆碱能效应和心脏毒性少于三环类抗抑郁药和单胺氧化酶抑制药；而且安全范围宽，过量引起中毒的危险也小于三环类抗抑郁药。选择性5-羟色胺再摄取抑制药可以引起嗜睡或失眠、头痛和疲乏。氟西汀容易引起激动、焦虑和静坐不能，大剂量可诱发癫痫，还可以引起震颤和锥体外系症状（口面肌张力障碍），以帕罗西汀较常见。选择性5-羟色胺再摄取抑制药也可以引起口干、便秘和出汗，以帕罗西汀较明显，而舍曲林最轻。有些患者可出现直立性低血压。在动物实验中，大剂量西酞普兰引起三环类抗抑郁药样毒性，出现QT间期延长和致命的心律失常。帕罗西汀、氟西汀和氟伏沙明有引起出血性疾病的报告。氟西汀比舍曲林和帕罗西汀更常引起皮肤不良反应，可引起荨麻疹，有时伴发热、关节痛或淋巴结肿大，也有引起血清病样反应的病例报告。选择性5-羟色胺再摄取抑制药引起性功能障碍较常见，包括性欲减退、射精延迟等。

5-羟色胺综合征是由于选择性5-羟色胺再摄取抑制药增加剂量过快而使5-羟色胺能神经传递过度增强引起的一种综合征，其特征是认知和行为改变（意识模糊、轻躁狂和激动）、自主神经功能紊乱（腹泻、寒战、发热、出汗、血压升高或降低、恶心、呕吐）和神经肌肉异常（肌阵挛、反射亢进、运动失调和震颤）。不同患者的5-羟色胺综合征表现差异较大。选择性5-羟色胺再摄取抑制药不宜与单胺氧化酶抑制药合用，而且至少停药后2周（氟西汀需停用5周）才换用另一类；否则容易引起5-羟色胺综合征。

停用选择性5-羟色胺再摄取抑制药出现停药反应，包括失平衡症状（昏晕、眩晕、共济失调）、感觉障碍（感觉异常、电击感）、睡眠障碍（失眠、多梦、梦境鲜明）和精神症状（激动、焦虑、阵发性哭叫、易激惹），多发生于停药后1～9天（氟西汀可在停药9周后发生），症状持续3周以上。发生机制可能是：长

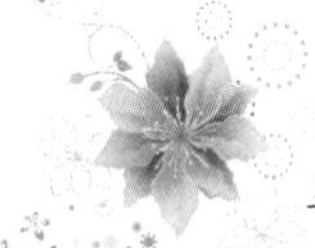

期用药后引起中枢神经系统发生适应性变化，当停药后中枢神经系统反而出现不适血性反应。

注意事项：所有抗抑郁药都是由肝脏细胞色素P450（CYP）同工酶代谢，当抗抑郁药与CYP同工酶的诱导药或抑制药联合应用时，有可能引起药物代谢速度的改变。选择性5-羟色胺再摄取抑制药是CYP同工酶抑制药，用药时应注意药物间的相互作用。氟伏沙明是CYPlA2和CYP2C9的强抑制药，它也抑制CYP2C19，应避免同时用西沙必利，如同时服用阿普唑仑、咪达唑仑或三唑仑应减少剂量，也可能增加同用的阿米替林、丙米嗪、氯丙米嗪、氯氮平和氟哌啶醇的血浓度，并使其不良反应增加。氟西汀和帕罗西汀是CYP2D6强抑制药，氟西汀也是CYP2D6强抑制药。对服氟西汀的抑郁症患者，处方阿普唑仑、咪达唑仑、阿米替林或氟哌啶醇应减少剂量，避免用阿司咪唑、氟卡尼和特非那定。对服帕罗西汀的患者处方阿米替林、多虑平、丙米嗪、氟哌啶醇、曲唑酮应减少剂量，避免用去甲替林、氟卡尼、美西律和普罗帕酮。

选择性5-羟色胺再摄取抑制药是治疗各种类型焦虑症的一线用药，能减轻焦虑或焦虑伴发的抑郁症状，多项对照研究已经证实对广泛性焦虑症、急性焦虑发作、创伤后应激障碍均有效，尤其适用于老年人，但对特定恐怖症疗效不佳。目前选择性5-羟色胺再摄取抑制类药物常用的有帕罗西汀、艾司西酞普兰、舍曲林、氟西汀等。

FDA将艾司西酞普兰作为治疗急性焦虑发作和广泛性焦虑症的一线药物。帕罗西汀可用于焦虑症的5种亚型，但对大量饮酒的社交焦虑症患者效果明显下降。舍曲林特别适用于社交焦虑症，具有半衰期长、一日单次服药等优点。一项关于氟西汀治疗中国广泛性焦虑症患者的文献回顾表明，可治疗广泛性焦虑症疗效与11种常规抗焦虑药相当，起效时间在1～2周，耐受性优于地西泮、多虑平、阿米替林。选择性5-羟色胺再摄取抑制类药物在服药第1天或第1周可引起焦虑加重，失眠，烦躁等，减少剂量可以减轻相关症状。该类药有停药反应，长期用药后可出现性功能障碍，甚至出现与苯二氮䓬类药物不同的戒断反应。有报道选择性5-羟色胺再摄取抑制类药物可引起血脂、血糖代谢异常，广泛性焦虑症患者服用选择性5-羟色胺再摄取抑制类药物 16周后，帕罗西汀组患者体重、BMI、腰围、空腹血糖、总胆固醇、低密度脂蛋白和甘油三酯有显著增加。西酞普兰、艾司西酞普兰组中甘油三酯的水平有显著增加。舍曲林组总胆固醇水平增加，氟西汀组总胆固醇和甘油三酯水平有显著的降低，因此该类药在临床使用中仍需谨慎，有必要进行血糖血脂监测。

研究表明，选择性5-羟色胺再摄取抑制药治疗焦虑症（惊恐障碍、广泛性焦虑症、社交恐怖症、创伤后应激障碍）有效。但是，在使用选择性5-羟色胺再摄取抑制药治疗的最初几天或几周，坐立不安、神经过敏、焦虑症状可能会加剧，并且可能出现失眠，这会影响患者对治疗的依从性，所以在治疗时应考虑以较小的选择性5-羟色胺再摄取抑制类药物起始剂量，以减少这种过度刺激。性功能障碍是长期治疗中的一个问题。另外还发现有撤药综合征，以帕罗西汀最为严重。总体而言，这类药物的不良反应是温和的。2～4周后开始出现抗焦虑作用。

常用药物有以下几种。

（1）氟西汀：特点是半衰期长，氟西汀的半衰期1～3天，其活性代谢产物去甲氟西汀的半衰期更长，为7～15天；有较明显的引起焦虑、失眠和体重减轻的效应；对CYP2D6和CYP3A4有较强的抑制作用。治疗早期可出现焦虑、失眠、头痛、恶心、口干、出汗、视物模糊、震颤等，这些反应可于几周后消失。皮疹发生率为3%。大剂量可诱发癫痫。有些患者可出现体重减轻。氟西汀不宜与抗心律失常药合用；与三环类抗抑郁药合用可增加后者的血浓度，因而增加不良反应，严重者可引起死亡。用法：20～40毫克/日，以早上服为好。

（2）帕罗西汀：半衰期为24小时。特点是有较明显的抗胆碱能效应，引起口干、便秘者较多见。帕罗西汀对CYP2D6有较强的抑制作用，不宜与抗心律失常药合用；与三环类抗抑郁药合用可增加后者的血浓度，因而增加不良反应，帕罗西汀的抗焦虑作用较好，尤其是伴有焦虑和失眠的抑郁症，也用于治疗焦虑

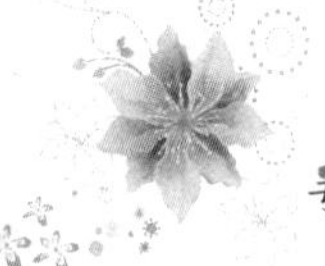

症、强迫症和恐怖症。用法：20～40毫克/日，白天或晚上服。老年患者酌情减量。

（3）舍曲林：半衰期为26小时，血药浓度与剂量呈正相关。在选择性5-羟色胺再摄取抑制类药物中，抑制5-HT再摄取的作用最强，比氟西汀约强14倍。动物实验证实能使β受体功能下降。常见不良反应为嗜睡、便稀或腹泻。用法：开始50毫克/日，1～2周后可增至100～200 毫克/日，以晚上服为宜。

（4）西酞普兰：半衰期33小时，血药浓度与剂量呈正相关。有20%的患者出现恶心呕吐，有15%的患者出现头痛、出汗、口干、震颤和失眠。用法20～60毫克/日。

（5）氟伏沙明：半衰期15小时。对CYP1A2、CYP2C19和CYP3A4有较强的抑制作用。用法：开始50毫克/日，治疗量100～200毫克/日，分次服或睡前顿服，最大剂量300毫克/日。

91. 焦虑症如何选用5-羟色胺受体拮抗药和再摄取抑制药

曲唑酮、噻奈普汀具有良好的抗焦虑兼抗抑郁作用，前者选择性地抑制5-羟色胺再摄取，还可能加速脑内多巴胺更新，嗜睡不良反应出现早，继续服药后常会消失，不良反应主要有直立性低血压、抗胆碱能、QT间期延长、心律失常等。后者除有抗抑郁作用外，有显著的镇静作用，长期服用可减少焦虑和抑郁复发，主要不良反应为消化道症状，肾功能损害或老年人慎用。该类药物耐受性不如选择性5-羟色胺再摄取抑制类药物，有望研制缓释剂来解决。

曲唑酮能选择性地抑制5-羟色胺再摄取，还可能加速脑内多巴胺更新。除有抗抑郁作用外，还有显著的镇静作用，而抗毒蕈碱作用、降低血压作用及对心脏的影响都很小。曲唑酮的嗜睡不良反应出现早，继续服药过程中常会消失，但患者不宜驾驶车辆和操作机器，偶见头晕、头痛、恶心、呕吐、口干、便秘或腹泻、虚弱、体重减轻、心动过缓或过速、直立性低血压、水肿、焦虑不安、失眠、震颤、精神错乱和皮疹等；有的患者会出现阴茎异常勃起，应即停药；肝肾功能不足、癫痫或伴缺血性心脏病者慎用，心肌梗死恢复期的患者忌用。过量摄入后的常见症状为嗜睡、呕吐、阴茎异常勃起、癫痫发作和心电图改变，甚至呼吸停止，可采取对症和支持疗法。曲唑酮开始口服时150毫克/日，如需要，可每3～4日增加每日总量50毫克达到300～400毫克/日，分次饭后服；重症患者可增量至600毫克/日；老年人或对药物敏感者开始服100毫克/日，渐增加至300毫克/日。

研究表明，噻奈普汀不仅有良好的抗抑郁作用，且不良反应明显比传统的三环类抗抑郁药少，几乎无心血管系统的不良作用，对血液、肝、肾功能均无损害，亦没有镇静作用。噻奈普汀不仅对抑郁症有效，且对抑郁性神经症、慢性酒精中毒和戒酒后出现的抑郁也有效。长期使用可预防复发。噻奈普汀对焦虑症状也有效，且第6周末汉密尔顿焦虑量表减分率稍高于阿米替林。患者服药耐受性好、依从性高，适合临床应用。

92. 焦虑症如何选用选择性5-羟色胺和去甲肾上腺素再摄取抑制药

选择性5-羟色胺和去甲肾上腺素再摄取抑制药（SNRIs）的代表药物是文拉法辛（博乐欣、怡诺思）和度洛西汀（欣百达），其中文拉法新治疗广泛性焦虑症有效。这类药物在治疗初期，可能会出现恶心、坐立不安或失眠而影响治疗依从性。2～4周后出现抗焦虑作用，有些病例甚至会更晚些。

文拉法新是三种生物源性胺类：5-羟色胺，去甲肾上腺素和多巴胺的再摄取抑制药，其中对5-羟色胺再摄取抑制作用最强，对去甲肾上腺素再摄取抑制作用也较强。文拉法辛对毒蕈碱、烟碱、组胺和肾上腺素受体无作用，对单胺氧化酶无抑制作用。文拉法新是第一个获准用于治疗广泛性焦虑症的抗抑郁药物，加拿大精神病学学会将其作为治疗各型焦虑症的一线用药。文拉法辛的抗焦虑效应较复杂，具有拟5-羟色胺能，可激动5-HT_{1A}受体抗焦虑，亦可激动5-HT_{2A}受体致焦虑。故其作用取决于患者对哪种受体更敏感，以抗焦虑为多见。Kate等汇集了

5项安慰剂对照试验，发现文拉法辛治疗广泛性焦虑症的有效率比安慰剂高。常见的不良反应为：胃肠道不适（恶心、口干、厌食、便秘和呕吐）、中枢神经系统异常（眩晕、嗜睡、梦境怪异、失眠和紧张）、视觉异常、打哈欠、出汗和性功能异常（阳痿、射精异常、性欲降低）。偶见不良反应为：无力、气胀、震颤、激动、腹泻、鼻炎。不良反应多在治疗的初始阶段发生，随着治疗的进行，这些症状逐渐减轻。文拉法辛没有明显的药物依赖倾向。起始推荐剂量为75毫克/日，每日1次。如有必要，可递增剂量至最大为225毫克/日（间隔时间不少于4天。每次增加75毫克/日）。肝功能损伤患者的起始剂量降低50%，个别患者需进行剂量个体化。肾功能损伤患者，每天给药总量降低25%～50%。老年患者按个体化给药，增加用药剂量时应格外注意。如果用文拉法辛治疗6周以上，建议逐渐停药，所需的时间不少于2周。用药须知该品缓释胶囊应在每天相同的时间与食物同时服用，每天1次，用水送服。注意不得将其弄碎、嚼碎后服用或化在水中服用。

有报道度洛西汀治疗广泛性焦虑症比文拉法新起效更快，且逐渐减量停药引起的不良反应低于文拉法新，中国人在60～120毫克/日治疗效果和安全性更好。其缓释剂长期治疗药效稳定，耐受性好，主要不良反应有恶心、头晕、嗜睡和口干，随用药时间延长，不良反应逐渐减低。

93. 焦虑症如何选用可逆性单胺氧化酶A抑制药

可逆性单胺氧化酶A抑制药（RIMAs）主要为吗氯贝胺。吗氯贝胺主要被用来治疗抑郁症，目前有研究发现其对于惊恐障碍和广泛性焦虑症有一定的疗效，但不良反应突出。一项对照实验显示吗氯贝胺治疗社交焦虑症的依从性明显低于选择性5-羟色胺再摄取抑制类药物，现已不作为常规用药。

吗氯贝胺为单胺氧化酶A抑制类抗抑郁药，其作用是通过可逆性抑制脑内A型单胺氧化酶，从而提高脑内去甲肾上腺素、多巴胺和5-羟色胺的水平，起到抗抑郁作用，具有作用快、停药后单胺氧化酶活性恢复快的特点。开始剂量为一次

50～100毫克，一日2～3次。逐渐增加至一日150～450毫克，最高量为一日600毫克。不良反应有轻度恶心、口干、头痛、头晕、出汗、心悸、失眠、直立性低血压等。与酪胺含量高的食物（如奶酪）同服可能引起高血压。少见不良反应有过敏性皮疹，偶见意识障碍及肝功能损害。大剂量时可能诱发癫痫。躁狂症患者、嗜铬细胞瘤、甲状腺亢进患者禁用。对吗氯贝胺过敏者禁用。肝、肾功能严重不全者慎用。

94. 焦虑症如何选用不可逆性单胺氧化酶A抑制药

单胺氧化酶（MAO）是单胺类神经递质尤其是去甲肾上腺素（NA）和5-羟色胺（5-HT）的降解酶。该酶有两个亚型：A型和B型。MAO-A代谢与抑郁症有密切关系的单胺类神经递质去甲肾上腺素和5-羟色胺，而MAO-B则将某些称为原毒素的胺类物质转化为损害神经原的毒素。第一代单胺氧化酶抑制药有苯乙肼、超苯环丙胺和异唑肼，它们的作用特点是非选择性，而且对单胺氧化酶的抑制作用是不可逆的。20世纪60年代也曾用第一代单胺氧化酶抑制药，如苯乙肼治疗焦虑障碍、惊恐障碍和社交恐怖症，而且获得一定疗效。但由于不良反应多，可以出现直立性低血压、头晕、头痛、失眠、口干、便秘、恶心，偶可发生中毒性肝炎；如同时进食富含胺类如酪胺的食物，则有可能发生高血压危象。现在这类药物已经成为二线药物。

新一代可逆性单胺氧化酶-A抑制药（RIMA）具有可逆性和选择性的特点，不良反应较轻，但用于治疗焦虑障碍的研究报道不多。常用的有以下几种。

（1）氯吉兰：半衰期1～2小时。已用于双相障碍的抑郁发作和快速循环型。可引起一过性高血压、轻微口干和头晕。用法：2.5～10毫克/日，分2～3次服。

（2）苯乙肼：对急性焦虑发作、创伤后应激障碍及社交焦虑症有效。每次口服10～15毫克，一日3次。开始剂量可略大，但1日量不宜超过60毫克。服药3～4周后如不见效，应停药。常见的不良反应有直立性低血压、水肿、便秘、恶

心等。超量时，可导致晕厥、多汗、脉快、呼吸表浅等，可肌内注射氯丙嗪对抗。肾功能减退及癫痫患者慎用。苯乙肼不能突然停药。在用丙米嗪同时或先后都不能用苯乙肼，以免产生毒性。苯乙肼能增强巴比妥类及麻醉药的作用必须注意。苯乙肼与降压药同用时，需注意血压。肼类药物对肝有毒性反应，长期用药应定期检查肝功能。肝功能不全者禁用苯乙肼。

95. 焦虑症如何选用苯二氮䓬类药物

苯二氮䓬类（BZD）属于精神药品中的抗焦虑药物类，是第二代抗焦虑药。常用的有中效药物如劳拉西泮，长效药物如氯硝西泮，具有缓解焦虑、镇静和改善睡眠作用，大剂量可治疗急性焦虑发作。有研究表明，苯二氮䓬类对急性焦虑发作、广场恐怖症疗效要优于三环类抗抑郁药，与抗抑郁症相比，在治疗广泛性焦虑症及急性焦虑发作上疗效相当。该类药起效快，但具有成瘾性和戒断反应，可引起神经运动功能障碍、记忆和辨认功能障碍等，应用时要权衡利弊，可与抗抑郁药联合用于急性期治疗，症状控制后逐渐减量，对于其他药物效果不佳或无效时可考虑长期维持治疗，但对苯二氮䓬类药、乙醇及其他精神药物依赖的患者慎用。

许多对照临床研究显示，苯二氮䓬类药物治疗焦虑症有效，口服或肠道外给药后立即产生抗焦虑作用。与抗抑郁药相反的是，它们不会在治疗初期加剧紧张，总的来讲是安全的。由于抑制了中枢神经系统，因此用苯二氮䓬类药物治疗可引起镇静、头晕、反应时间延长和其他不良反应，但认知功能和驾驶技术可能会受到影响。苯二氮䓬类药物长期治疗（如4～8个月），有些患者会出现依赖现象，尤其是有依赖倾向的患者。半衰期短的苯二氮䓬类药物，其撤药反应在2天时最为严重，而半衰期长的苯二氮䓬类药物，则在4～7天时最为严重。因此，用苯二氮䓬类药物治疗时要仔细权衡利弊。其他治疗方法无效和因不良反应不能耐受的患者，用苯二氮䓬类药物治疗一年相对而言是合理的。有苯二氮䓬类药物滥用史的患者应禁止使用。认知行为治疗有助于停用苯二氮䓬类药物。

也可以在抗抑郁药起效前几周合并使用苯二氮䓬类药物。抑郁患者如合并使用抗抑郁药和苯二氮䓬类药物，则自行停止治疗的比例较低。短期应激的治疗中，也可在必要时使用苯二氮䓬类药物（如乘飞机旅行）。同时要提醒的是，在治疗有共病的焦虑症时，苯二氮䓬类药物并不能治疗共病情况，如抑郁症或强迫症。

苯二氮䓬类药物的优点是见效快，多在30～60分钟起效；抗焦虑效果肯定；价格较便宜。缺点是效果持续时间短，不适合长期大量使用；有可能产生依赖。常用药物：劳拉西泮（罗拉）、阿普唑仑，一天2～3次。属于短中效的安定类药物，抗焦虑效果好，镇静作用相对弱，对白天工作的影响较小。使用原则：间断服药原则，焦虑严重时临时口服，不宜长期大量服用；小剂量原则，小剂量管用就不用大剂量；定期换药的原则，如果病情需要长期服用，3～4周就更换另一种安定类药物，可以有效避免依赖的产生；换药时，原来的药慢慢减，新加上的药慢慢加。如果患者年龄偏大，服药剂量不大，疗效较好时，也可以不换药。只要安定类药物服用的剂量不增加，在正常范围内，疗效不减弱，就可以认为没有产生依赖性。

96. 焦虑症如何选用非苯二氮䓬类抗焦虑药物

$5\text{-}HT_{1A}$激动药是第三代抗焦虑药物，主要代表药物是丁螺环酮和坦度螺酮。研究发现，$5\text{-}HT_{1A}$激动药起效比较慢，其对于广泛性焦虑症有效，但对惊恐发作无效。

动物实验模型表明，丁螺环酮主要作用于脑内神经突触前膜多巴胺受体，产生抗焦虑作用。丁螺环酮是第一个非苯二氮䓬类抗焦虑药。丁螺环酮神经运动功能损伤和依赖性较低，抗焦虑作用较弱，中重度焦虑不宜单独使用，仅作为急性焦虑发作、广泛性焦虑症或社交恐怖症和共患抑郁症的强化治疗，并用于抗抑郁药引起的性功能障碍。丁螺环酮的抗焦虑作用与地西泮相当，但没有镇静、肌松、乙醇增效和滥用等苯二氮䓬类药的不良反应。对$5\text{-}HT_{1A}$具有高亲和性，部分激动该受体而发挥抗焦虑作用；对大脑多巴胺D_2受体也有中等活性，但对苯二氮䓬受体无显著亲和力，也不影响γ-氨基丁酸结合。肝肾功能不全者应减少丁螺环酮剂量，丁螺环酮及其代谢产物可从乳汁中泌出，故孕妇及哺乳期妇女慎用丁螺环酮。开始口服一次5毫克，一日2～3次。第二周可加至一次10毫克，一日2～3次。常用治疗剂量一日20～40毫克。不良反应包括头晕、头痛、恶心、呕吐、口干、便秘、失眠、食欲减退等。偶有心电图T波轻度改变及肝功能损伤。

坦度螺酮属于氮杂螺酮类药物，与丁螺环酮相似，为丁螺环酮的升级产品，可选择性地作用于脑内5-HT_{1A}受体，作用部位集中在海马、杏仁核等大脑边缘系统和中缝核，具有抗焦虑和抗抑郁作用，抗焦虑作用更特异，不良反应少，无松弛肌肉、镇静作用，无依赖性和停药戒断现象，长期应用无体内蓄积。用于各种神经症所致的焦虑症状，如广泛性焦虑症；原发性高血压、消化性溃疡等躯体疾病伴发的焦虑状态；心身疾病（直主神经失调症、原发性高血压、消化性溃疡）所致的躯体症状及抑郁、焦虑、焦躁、睡眠障碍；神经症所致的抑郁、恐怖。通常成人一次口服10 毫克，一日3次。随患者年龄、症状等的不同可适当增减，最高日剂量不得超过60毫克或遵医嘱。平均7天有效，疗程为4周以上。老年人、少年应从每次口服5毫克，一日3次开始。需要迅速控制焦虑状态时，可以合用苯二氮䓬类1～2周，逐步减量苯二氮䓬类直至停药。需要迅速控制抑郁状态时，可以合用选择性5-羟色胺再摄取抑制药、5-羟色胺和去甲肾上腺素再摄取抑制药。不良反应主要有肝功能异常、黄疸、嗜睡、步态蹒跚、眩晕、头痛、头重、失眠、震颤、噩梦和类似帕金森病样的症状等，出现这类异常症状时，应停药并进行适当处理。用于神经症患者时，若患者病程长（3年以上），病情严重或其他药物（苯二氮䓬类药物）无效的难治型焦虑患者，坦度螺酮可能也难以产生疗效。当1天用药剂量达60毫克仍未见明显疗效时，应及时与医师联系。不得随意长期应用。坦度螺酮用于伴有严重焦虑症状的患者，难以产生疗效时，应慎重观察症状。坦度螺酮可引起嗜睡、眩晕等，故应瞩患者在服用本药过程中因本品会引起困倦、眩晕，请注意不要让服用坦度螺酮的患者从事自动车驾驶等伴有危险性的机械操作。

97. 焦虑症如何选用抗组胺药

组胺是速发变态反应过程中由肥大细胞释放出的一种介质，可引起毛细血管扩张及通透性增加、平滑肌痉挛、分泌活动增强等；临床上可导致局部充血、水肿、分泌物增多、支气管和消化道平滑肌收缩，使呼吸阻力增加、腹绞痛，并可引起子宫收缩，大多数抗组胺药与组胺有共同的乙胺基团：X-CH2-CH2-N。抗组胺类药物根据其和组胺竞争的靶细胞受体不同而分为H_1受体拮抗药和H_2受体拮抗药两大类。抗组胺药羟嗪对于广泛性焦虑症有效。由于抗组胺药的镇静作用，因此它只有在其他药物治疗无效或不能耐受时才被使用。因为还缺乏长期治疗的经验，所以使用该药治疗不能超过5周。

98. 焦虑症如何选用巴比妥类药物

巴比妥类药物是一类作用于中枢神经系统的镇静药，属于巴比妥酸的衍生物，其应用范围可以从轻度镇静到完全麻醉，还可以用作抗焦虑药、催眠药、抗痉挛药。长期使用则会导致成瘾性。巴比妥类药物目前在临床上已很大程度上被苯二氮䓬类药物所替代，后者过量服用后产生的不良反应远小于前者。不过，在全身麻醉或癫痫的治疗中仍会使用巴比妥类药物。

虽然巴比妥类药物被用于治疗焦虑状态，但是这方面的对照研究还是很缺乏的。巴比妥类药物不应被用作抗焦虑药，因为它们具有成瘾性，能引起躯体依赖和严重的撤药症状，而且很快会出现耐受性，需要增加剂量。巴比妥类药物的安全性较低，它们能和许多药物相互作用，在儿童中会引起动作增多，而在成人中会引起抑郁。使用巴比妥类药物与自杀危险有关。

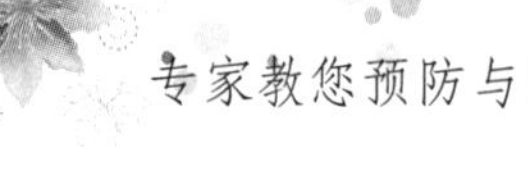

99. 焦虑症如何选用抗精神病药物

非典型抗精神病药物被用于治疗焦虑症的情况越来越多，事实上在非典型抗精神病药物问世以前，经典的抗精神病药物就已经被用来治疗焦虑症，如氯普噻吨。当然其使用的剂量要远远低于治疗精神分裂症时的剂量。目前用经典的抗精神病药物治疗焦虑症已经受到质疑，非精神疾病患者使用经典的抗精神病药物不能超过3个月，否则发生不可逆的迟发性运动障碍的危险性会增加，而事实上焦虑症通常需要较长时期的治疗。非典型抗精神病类药物的研制成功，改善了抗精神病药物的不良反应，重新启用该类药物治疗焦虑症的益处或效果已毋庸置疑。此外，在强迫症的治疗中，该类药物还可以起到增效剂的作用，特别是针对同时患有抽动症的患者的治疗。

研究表明，喹硫平起效快，疗效与常规抗焦虑药疗效基本一致，现已作为二线用药。有一项随机对照研究结果显示，喹硫平150～300毫克/日单一治疗广泛性焦虑症有效。

很多抗精神病药物如阿立哌唑、齐拉西酮、利培酮等对治疗焦虑症具有一定增效的作用，在治疗难治性焦虑症常作为增效剂使用，而一项安慰剂对照研究显示，喹硫平与选择性5-羟色胺再摄取抑制类药物或5-羟色胺和去甲肾上腺素再摄取抑制药联用8周在汉密尔顿焦虑量表最终评分上与安慰剂联用选择性5-羟色胺再摄取抑制类药物或5-羟色胺和去甲肾上腺素再摄取抑制药未见统计学差异，而药物本身不良反应如困倦、头晕、便秘、直立性低血压、口干以及肝酶异常等影响了耐受性。

100. 焦虑症如何选用β受体阻滞药

β受体阻滞药是能选择性地与β肾上腺素受体结合，从而拮抗神经递质和儿茶酚胺对β受体的激动作用的一种药物类型。肾上腺素受体分布于大部分交感神经节后纤维所支配的效应器细胞膜上，其受体分为3种类型，可激动引起心率和心肌收缩力增加、支气管扩张、血管舒张、内脏平滑肌松弛等和脂肪分解。这些效应均可被β受体阻滞药所阻断和拮抗。

普萘洛尔等β受体阻滞药可控制外周去甲肾上腺素调节的焦虑影响，通常被认为是抗焦虑治疗的有效药物，但一般认为β受体阻滞药仅对躯体性焦虑有效，对精神性焦虑却没有作用。所以该类药物可用来治疗演员、音乐家和公开演讲者的表演性焦虑。

101．焦虑症如何选用抗惊厥药

抗惊厥药能对抗或缓解中枢神经系统病理性的过度兴奋状态，消除或缓解全身骨骼肌不自主强烈收缩的一类药物。

初步研究显示，卡马西平、丙戊酸盐、拉莫三嗪和加巴喷丁抗焦虑是有效的，值得进一步研究，但并不用于常规治疗。

102．焦虑症如何选用抗惊恐发作药

焦虑症急性发作称为惊恐发作。不是所有抗焦虑药都有抗惊恐效应。美国食品药品管理局（FDA）只批准5类药物用于治疗急性惊恐障碍，包括高效和低效苯二氮䓬类、选择性5-羟色胺再摄取抑制类药物、三环和四环类抗抑郁药、单胺氧化酶抑制药和新抗抑郁药。

选择性5-羟色胺再摄取抑制类药物是控制惊恐发作的第一选择，尤其适合于无并发症的惊恐障碍患者。选择性5-羟色胺再摄取抑制类药物应从小剂量的选择性5-羟色胺再摄取抑制类药物开始；即使是一开始使用小剂量，也有可能暂时恶化焦虑症状，患者体验到激动，或者出现更频繁的惊恐发作。这种所谓的超敏综合征通常发生在开始治疗的第1周或前2周。进一步减少用药量、换用同一类的另一种药物或加用高效苯二氮䓬类，如阿普唑仑有利于患者度过这一超敏期，过了这一期再逐渐增加剂量至治疗量。对于完全惊恐发作

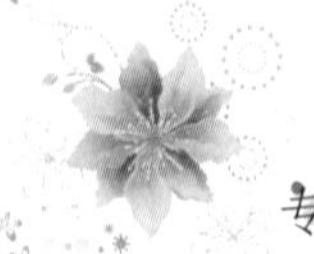

的惊恐障碍患者，治疗量大致等于治疗抑郁障碍的剂量。治疗期应至少持续5周。

大约60%惊恐障碍患者对选择性5-羟色胺再摄取抑制类药物治疗有效，惊恐发作首先获得控制，而恐怖性回避症状的改善需要更大剂量。对于部分有效的患者可加用一种高效苯二氮䓬类抗焦虑药或新型助眠药，如唑吡坦或左匹克隆等。有心动过速的患者可用一种选择性5-羟色胺再摄取抑制类药物和β受体阻滞药。β受体阻滞药也可以缓解二尖瓣脱垂引起的心前区不适。

过去认为选择性5-羟色胺再摄取抑制类药物治疗其明显的优点是停药时无停药反应。然而，有报道86%的患者在突然停药时出现停药反应，从轻度的焦虑和失眠到严重头痛、恶心、头晕和电击感，甚至持续数月，因此建议缓慢减少药量。加用高效苯二氮䓬类或曲唑酮也可以减轻选择性5-羟色胺再摄取抑制类药物的停药反应。

如患者对选择性5-羟色胺再摄取抑制类药物无效，单胺氧化酶抑制药如苯乙肼或超苯环丙胺最可能是对惊恐障碍有效的药物，但是在使用这类药物时需要限制食物（禁用含酪胺高的食物如奶酪），有可能引起高血压危象、体重增加、直立性低血压、失眠和严重抗胆碱能等不良反应。可逆性单胺氧化酶抑制药如吗氯贝胺的不良反应较小，可作为替代药。由选择性5-羟色胺再摄取抑制类药物改用单胺氧化酶抑制药需要在停用选择性5-羟色胺再摄取抑制类药物2周（氟西汀需6周）后才开始用单胺氧化酶抑制药，并逐渐增加剂量至治疗量。合并重性抑郁障碍的惊恐障碍患者对单胺氧化酶抑制药的疗效最好。由于停药单胺氧化酶抑制药可以引起严重的停药症状，如去抑制、易激动、失眠、肌肉抽动，偶尔还出现谵妄、思维障碍、认知损害和躁狂，因此在停药之前应逐渐减少剂量。

如果患者不能耐受其他药物的不良反应，应考虑选用高效苯二氮䓬类；对于需要快速获得疗效（其他抗惊恐药需要4～5周才出现疗效），也可将苯二氮䓬类作为一线选择。由选择性5-羟色胺再摄取抑制类药物改用苯二氮䓬类，不需要冲洗期，可以直接加用，例如在每天帕罗西汀40毫克的基础上直接加用0.5毫克氯硝西泮每天2次，几天后将帕罗西汀的剂量减至每天20毫克，将氯硝西泮的剂量增至1毫克每天2次。以后每3～4天将帕罗西汀的剂量减半，将氯硝西泮的剂量调至治疗量。

高效苯二氮䓬类是很好的抗惊恐药，低效苯二氮䓬类对惊恐障碍也有效。这类药物的主要不良反应是镇静和成瘾，但大多数患者容易处理，因此不应该减少这类药物的临床应用。这类药物的主要优点是起效快，大多在服药1周内出现效果。有药物滥用史者不应用这类药物。老年患者应减少剂量，因为老年人对镇静药敏感，而且有可能引起认知损害。有器质性脑病的患者也应慎用。

丙米嗪是第一个被证明有明显抗惊恐效应的三环类药物，现在很多临床医师仍然认为它是治疗惊恐障碍的金标准。选择性5-羟色胺再摄取抑制类药物治疗无效的患者也可以选用丙米嗪。有些医生认为，在减少原有选择性5-羟色胺再摄取抑制类药物剂量的同时可以加用三环类；而另外一些认为，为安全起见，建议在加用三环类之前有24小时至1周的无药期，其原因是预防5-HT综合征。此综合征少见，但当两种5-HT能药物联合应用时有可能发生，且选择性5-羟色胺再摄取抑制类药物可以抑制三环类药物的代谢而使三环类药物的血浓度升高，因而发生的可能性更大。氯米帕明是治疗惊恐障碍最有效的三环类药物之一。比治疗抑郁障碍剂量低的氯米帕明也对惊恐障碍有效。由于三环类有明显的抗胆碱能和心血管不良反应，而且过量可引起中毒，所以这类药物的应用受限，现在已很少使用这类药物。

如果患者用选择性5-羟色胺再摄取抑制类药物和三环类治疗无效，可以试用文拉法辛。小剂量文拉法辛都有很强的抗惊恐效应，但它可以引起恶心和激动。在换用文拉法辛之前应将选择性5-羟色胺再摄取抑制类药物的剂量减小或停用。如治疗成功，减少文拉法辛用量时有可能出现恶心、头痛、疲乏、头晕和胃肠不适。有学者提出，加用氟西汀（10毫克/日）可减轻停药症状。

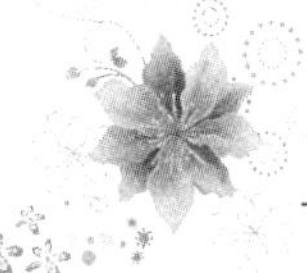

103. 焦虑症如何选用抗抽搐药物

普瑞巴林（PGB）是一种新型钙离子通道调节药（非γ-氨基丁酸受体激动药或拮抗药），能强效结合到中枢神经系统的电压依赖性钙通道上的α_2-β亚单位蛋白上，减少钙离子内流，调节病理神经元神经递质的释放，包括谷氨酸、去甲肾上腺素、P物质、降钙素基因相关肽等，临床主要用于治疗外周神经痛以及辅助性治疗局限性部分癫痫发作。

普瑞巴林对广泛性焦虑症的精神和行为症状均有改善，也有报道对社交焦虑症有效，起效时间为1周，许多国家已将其作为治疗广泛性焦虑症的一线用药。有人对373名广泛性焦虑症患者进行对照研究，结果表明普瑞巴林的安全性、有效性及起效时间要优于文拉法新。一项随机对照试验结果表明普瑞巴林可用于广泛性焦虑症急性期治疗和预防复发。主要不良反应有头晕、镇静、口干、弱视、认知功能障碍等，现未见关于成瘾性的临床报道。

目前关于加巴喷丁治疗焦虑症的临床研究较少，个案报道对社交焦虑症有效，可以作为选择性5-羟色胺再摄取抑制类药物治疗社交焦虑症无效时的替代药物，其真实有效性有待进一步研究。

104. 焦虑症如何选用草药制剂

在一些国家，用草药制剂如贯叶连翘（圣约翰草，其提取物商品名为路优泰）、kava（卡瓦）或缬草属植物来治疗焦虑症。但是目前还没有足够的证据证明这些制剂对于焦虑症的疗效。用这些药物治疗后最初的改善可能是由于安慰剂作用、自发缓解或回复常态的趋势。有时使用草药是希望利用这些不特定作用的优点，并使不良反应降到最小。然而，安慰剂作用通常不能持久，症状的反复或加剧会使患者对治疗丧失信心，而且这些制剂还没有进行过安全性评估，长期使用可能导致躯体损害。目前已经发现使用kava而致死者有4人，另外至少有6宗因肝脏受损而须施行移植手术的病例与使用kava有关，因此不少国家已禁止或限制出售这种草药。

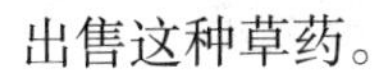

105. 广泛性焦虑症如何药物治疗

在选择适当的治疗药物时要考虑三个主要问题：第一，选用业已证明对广泛性焦虑症有效的药物；第二，药物的耐受性和安全性；第三，并发症问题。从目前的临床研究看，有三类药物对广泛性焦虑症治疗有效。

（1）抗抑郁药（包括三环类抗抑郁药、选择性5-羟色胺再摄取抑制类药物和5-羟色胺、去甲肾上腺素再摄取抑制类药物）：三环类抗抑郁药如丙米嗪对广泛性焦虑症有效，但长期治疗因其不良反应而使依从性下降。目前它们大部分被新一代抗抑郁药（选择性5-羟色胺再摄取抑制类药物和5-羟色胺、去甲肾上腺素再摄取抑制类药物）所替代。这些新一代抗抑郁药作用谱更广，且不良反应轻，对广泛性焦虑症具有良好的疗效。许多专家建议在使用选择性5-羟色胺再摄取抑制类药物或其他抗抑郁药物治疗的早期，可合并苯二氮䓬类药物以快速缓解广泛性焦虑症部分症状直到抗抑郁药物起效（通常为2～3周），并避免在抗抑郁药物治疗早期产生的焦虑症状的恶化。

（2）苯二氮䓬类药物：为最常用抗焦虑药，广泛用于焦虑症的短期治疗，其临床优势在于其起效快，用于短期治疗，安全范围广，而且使用方便。苯二氮䓬类药物按个体敏感性及睡眠情况选用，因该类药物具有成瘾性，增加剂量和减少剂量应在医生指导下进行，逐渐减量防止症状反跳。

（3）其他抗焦虑药如丁螺环酮、普萘洛尔、黛力新等。丁螺环酮：丁螺环酮对焦虑、易怒和攻击的精神症状有比较好的效果。丁螺环酮适用于那些使用苯二氮䓬类药物效果不佳或造成一定危险的患者。突然中断该药物不会造成戒断综合征，最常见的不良反应是头昏眼花，特别是服药 30分钟内，对老年患者要特别考虑到这一点。

（4）三环类、四环类、选择性5-羟色胺再摄取抑制类药物、5-羟色胺和去甲肾上腺素再摄取抑制药等新一代抗抑郁药都可用于本病的治疗，对焦虑和抑郁

症状均有效，并有逐渐取代苯二氮䓬类药物成为首选药的趋势。

106. 广泛性焦虑症需要服药多长时间

一般来说，在治疗8～12周后大多数广泛性焦虑症患者的症状至少会有50%的改善。但是我们都应该清楚，焦虑症状的改善不是终极目标，我们治疗的最终目标是焦虑症状的消失和社会功能的恢复，要达到这一目标常常需要一定的时间。改善广泛性焦虑症患者社会功能所需要的时间远远超过改善症状所需要的时间。因此，广泛性焦虑症的长期治疗显得尤为重要。研究表明，延长治疗时间，不仅可以提高临床疗效，而且能够预防复发和再发。尽管广泛性焦虑症的治疗周期与防止复发和再发的准确关系还没有全面的研究，但目前认为在病情缓解后，广泛性焦虑症的维持治疗至少需要1年时间。

107. 广泛性焦虑症达到缓解的标准是什么

在临床工作中，大多数患者对药物治疗和心理治疗的反应比较好，经过一阶段治疗后症状会减轻，但是有些患者即使经过很长时间的治疗，症状仍然不能完全缓解，呈慢性状态。造成这种情况有两个原因：一是医生和患者都没有重视缓解期的治疗，患者对治疗有反应后，没有坚持治疗；二是医生没有很好地评估患者的治疗反应，只重视焦虑症状的消失，而没有考虑其社会功能的恢复，没有考虑其他合并症状的缓解。为此，我们需要了解广泛性焦虑症达到缓解的标准以及维持治疗时间。专家认为，广泛性焦虑症达到缓解的标准有以下三步：第一步就是减轻焦虑症状，HAMA得分在7～10分或更少，或HAMA减分率大于70%；第二步就是消除抑郁症状，汉密尔顿抑郁量表（HAMD）得分在7分以下或HAMD减分率大于70%；第三步就是预防焦虑和抑郁的再发，以及消除社会功能缺损。根据这个标准，减轻焦虑症状可在治疗开始的8～12周完成，而消除社会功能缺损的时间至少需持续3～12个月。

108. 惊恐障碍的治疗药物有哪些

常见的治疗惊恐障碍的药物有四类。①安定类抗焦虑药物：包括地西泮（安定）、氯硝西泮、阿普唑仑（佳乐定）、硝西泮、艾司唑仑（舒乐安定）等，一般逐渐加到最佳治疗量，稳定2～6周后逐渐减量；②抗抑郁药：其中新型抗抑郁药有氟西汀、帕罗西汀、氟伏沙明、西酞普兰、舍曲林、万拉法新、米氮平等，传统抗抑郁药有阿米替林、多塞平、氯丙米嗪、马普替林等，两类药品疗效相当，但新型抗抑郁药因为不良反应小，使用方便而逐渐成为主流药品；③β肾上腺素受体阻滞药：如普萘洛尔（心得安）等，但哮喘、心力衰竭、心动过缓均不能使用；④其他药物：如丁螺环酮，其缺点是起效慢。临床上常用以上几类药物合用治疗惊恐障碍。

109. 创伤后应激障碍的治疗中药物的作用如何

在创伤后应激障碍治疗中，药物治疗处于辅助性的地位，主要用于减轻各种症状。各种类型的抗抑郁药较为常用，除改善睡眠、抑郁焦虑症状外，抗抑郁药还能减轻闯入性和回避症状。单胺氧化酶抑制药和三环类抗抑郁药对闯入性回忆与噩梦疗效较显著，但很多创伤后应激障碍患者在使用单胺氧化酶抑制药上存在问题，因为必须进行饮食限制，而这类患者又有很高的共患乙醇滥用和依赖的比例。五羟色胺再摄取抑制药如氟西汀对一般性创伤事件和急性应激障碍患者的回避与麻木效果较好，但对与战争相关的慢性创伤后应激障碍患者无效。尚无药物对创伤后应激障碍的各组症状都能产生满意疗效。使用抗抑郁药治疗创伤后应激障碍时，剂量与疗程与治疗抑郁症相同，应做到足量足程，有人建议症状缓解后还应给予1年维持治疗。根据患者症状特点，还可以针对性地选用抗焦虑药、抗痉挛药物、锂盐等。除非患者有过度兴奋或暴力冲动行为，一般不主张使用抗精神病药物。

总之，创伤后应激障碍的首选治疗尚无一致的意见，比较肯定的是心理治

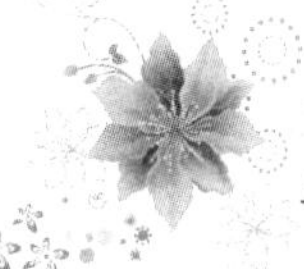

疗合并药物治疗的效果更佳（尤其是认知-行为治疗和选择性5-羟色胺再摄取抑制类药物），有文献报道其有效率达70%。创伤后应激障碍患者往往感到外部世界不安全、不可预测、无从把握。因此，稳固的治疗关系在创伤后应激障碍治疗中格外重要。如果心理治疗者考虑在治疗中合并用药，最好在治疗的计划阶段就与患者讨论有关问题。对于服药，不同患者可能会有不同的理解，由此做出不同的反应。有人认为服用精神科的药物是种耻辱，有人会觉得医生在用药敷衍他，还有人认为医生开药是心理治疗无法收效的不得已之举。这些情况都值得考虑，治疗者也确有必要自我审视，明确自己开处方时的真正动机和意义。

女性焦虑症患者的药物治疗较男性相比并没有不同，如果女性患者处在备孕期、孕期、围产期及哺乳期等特殊时期，为防止药物对胎儿造成各种不良影响，一般不建议对该类患者处方药物治疗，常推荐心理治疗。

✻110. 女性焦虑症有哪些药物治疗

如果焦虑过于严重，应向医学心理学专家或有关医生进行咨询，可以按照医嘱，选服一些抗焦虑的药物，解除对焦虑发作所产生的精神负担和身体症状。①苯二氮䓬类：是常用的抗焦虑药，抗焦虑作用强，起效快，相对安全，药物相互不良作用较少。基本药理作用为缓解焦虑、松弛肌肉、镇静、镇痛和催眠。根据半衰期长短可分为短程、中程和长程作用药物。一般来说，发作性焦虑选用短程作用药物；持续性焦虑选用中、长程作用药物。药物使用一般从小剂量开始，逐渐加大至有效治疗量。②抗抑郁药：如三环类抗抑郁药，选择性5-羟色胺再摄取抑制药等也可有效缓解焦虑情绪，无成瘾性。③腺素能受体阻滞药：最常使用的是普萘洛尔，可减轻焦虑的躯体症状，如心动过速、心悸、气促、震颤、窒息感等自主神经功能亢进症状。④非苯二氮䓬类抗焦虑药，如丁螺环酮，也可有效缓解焦虑，但起效较慢。

111. 如何药物治疗老年期焦虑症

三环类抗抑郁药如丙米嗪对老年期焦虑症有效，但这类药物具有较大的抗胆碱能和抗肾上腺能特性，会引起直立性低血压，一般不推荐老年人使用。新一代抗抑郁药（西酞普兰、氟西汀、帕罗西汀、舍曲林、文拉法辛）作用谱更广、不良反应轻，已被逐渐用于老年期焦虑症的治疗，并具有良好的疗效。新型抗抑郁药米氮平也能显著改善抑郁和焦虑，也可用于老年期焦虑症的治疗。

苯二氮䓬类药物（BED）是研究最为广泛、抗焦虑药物中利用度最高的药物之一，多年以来均被作为治疗焦虑症的药物。但是BED可能有增加老年患者跌倒和髋骨骨折的危险性、撤药困难以及增加认知损害的风险，因此在老年患者中的应用值得商榷。由于老年人对药物的肝脏或肾脏清除能力较低，用药时还要考虑药物的药动学和药效学，特别是那些通过肝药酶代谢可能会有蓄积作用的药物和半衰期较长的药物。临床上老年患者通常会长期服用其他药物，因此还应考虑药物的相互作用。另一方面，半衰期短的药物长期使用可能会有严重的撤药反应。一般来说，BED应该短期使用，应用于老年期焦虑症治疗的早期。

丁螺环酮半衰期短，需要一日多次服药。对于老年期焦虑症患者，丁螺环酮的有效剂量通常为每日20～40毫克，往往在1～3周起效。它比其他抗焦虑药不良反应小，不会成瘾，没有撤药综合征，也无明显的运动或认知损害。患慢性躯体疾病的老年期焦虑症患者，也能很好耐受。最常见的不良反应是头昏眼花，特别是在服药30分钟内，这一点对于老年患者需要特别注意。

β肾上腺素受体阻滞药如普萘洛尔，对某些老年期焦虑与激动也有很好疗效，能够减轻焦虑的自主神经症状如心动过速和出汗，但不能消除患者主观的、内在的焦虑不安。需要注意这些药物要避免用于心血管患者（比如心力衰竭）和哮喘患者。它们潜在的不良反应有引发跌倒和头晕等。

抗组胺药如苯海拉明，有时也可用于治疗老年人的失眠或焦虑，但疗效比苯二氮䓬类差。其抗胆碱能作用阻碍了它的使用，尤其是对有认知功能损害和对抗

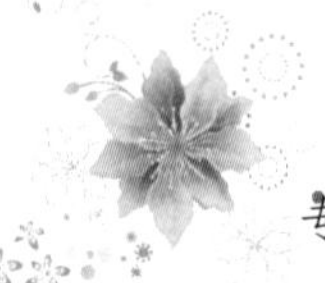

胆碱能作用敏感的老年患者，需要慎用。

老年期焦虑症在药物治疗方面应该注意以下三点：①根据所患疾病、躯体状况、原有药物使用情况以及现用药物不良反应的不同，选择用药。新型抗抑郁药物对老年期广泛性焦虑症、惊恐障碍、社交恐惧和强迫障碍均有良好的疗效。苯二氮䓬类药物对强迫障碍无效，但有利于控制伴随的焦虑。许多躯体疾病限制了药物的使用，如前列腺肥大限制了三环类抗抑郁药的使用，痴呆限制了抗组胺药、三环类抗抑郁药、苯二氮䓬类药的使用。治疗胃肠疾病的西咪替丁能强烈阻断肝脏的氧化代谢，会导致抗焦虑药物半衰期和血浓度的升高，合并用药时需注意抗焦虑药物的剂量。总体来说，选择性5-羟色胺再吸收抑制类药物比三环类抗抑郁药物的不良反应明显减少，更适用于老年人。②抗焦虑药物宜从小剂量开始，缓慢加药，大剂量易引起老年人的中毒反应。如药物足量使用4～6周，仍无效，可考虑换药。③尽量不要合并用药，这有助于减少药物不良反应，同时可弄清患者的病痛究竟是由于药物不良反应还是潜在的疾病所致。

112. 健康教育对老年期焦虑症有何好处

一旦焦虑症诊断成立，就应该给予老年患者健康教育。在治疗的早期，医生就应该向患者解释焦虑症是怎么回事，并且告诉他可以采取一些什么步骤来控制症状。由于老年患者的焦虑症状往往是模糊的、不明确的，通过教育可以让他们认识到其症状符合已知的疾患类型，其他患者也会有类似症状，现有的治疗技术能够消除他们的病痛。这可以改善患者与医生的合作关系，有助于患者坚持治疗计划，提高依从性。

医生还应该了解患者的生活方式和风格，如睡眠卫生和饮食习惯。如果已经有乙醇依赖，停止饮酒可以引发伴有焦虑的戒断症状。咖啡里的咖啡因可使焦虑恶化或诱发惊恐发作，烟草里的尼古丁也有类似作用。向患者推荐某些生活实践之道以减轻生活中的应激，提供有益的建议，如合理的饮食、适当的运动和休息等。除了与老年患者交谈外，还可以发放有关的宣传手册和书籍，随时可供阅读，以获取相关知识。

113. 哪些治疗躯体疾病的药物可能引发焦虑症

日常生活中我们不可避免地要使用一些药物来治疗我们的躯体疾病，这些药往往对于疾病的治疗起着举足轻重的作用，但有些药物也可能引发焦虑症，当然，这和药物的使用是否恰当正确，与每个人的个体差异性是密切相关的。药物引发焦虑的机制目前尚不完全清楚，以下是一些常见的可能引发焦虑的药物。

（1）某些治疗内分泌疾病的药物：如胰岛素、甲状腺制剂、皮质类固醇。

（2）麻醉药和镇痛药：如阿片类药物。阿片滥用已是世界范围内公共卫生和社会问题。阿片类药物的使用剂量、使用的时间长短以及用药途径、停药速度的不同，造成的焦虑及阶段反应的程度也不同。

（3）抗生素：如磺胺类抗生素会造成头晕头痛、乏力失眠以及焦虑等不良反应。

（4）非甾体消炎药：阿司匹林和吲哚美辛是我们常用的药物，但它们有时也会造成头痛、眩晕、焦虑。

（5）中枢系统兴奋药：如咖啡因，摄取过量会导致神经系统的紧张和高度警觉，使人变得焦虑、敏感、神经质。对于已有焦虑的人而言，咖啡因会导致手心冒汗、心悸、耳鸣等症状更加恶化。

（6）一些抗抑郁药：一些抗抑郁药在治疗抑郁的同时也能很好地控制焦虑，但有些却不是这样。有研究表明，伴有焦虑的抑郁症患者是不适合用氟西汀的，因为这可导致头晕加重。

（7）抗精神病药物：如哌嗪类酚噻嗪、苯甲酰胺类和利培酮有轻度激活振奋作用，可以产生焦虑、激惹，抗胆碱能作用强的药物如氯丙嗪、氯氮平等较易出现撤药反应，如焦虑失眠和不安，应予注意。

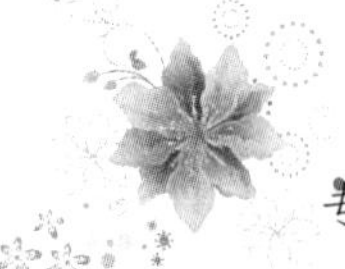

（8）镇静催眠药的撤换：如苯二氮䓬类的药本身是抗焦虑药，但如果突然中断药物将引起戒断症状，如焦虑、激动、失眠等，我们称作“反跳性焦虑”。

（9）其他：如支气管扩张药、抗高血压药和心血管药、抗癫痫药，抗组胺药、抗帕金森药、口服避孕药都有可能会引发焦虑症。

这就要求医生对以上这些药物要考虑到这方面的不良反应，合理正确地运用药物的同时密切观察患者服药后的情绪变化，以便及时发现焦虑的产生，并及时换药或调整剂量，必要时要积极治疗患者的焦虑症。

114. 惊恐障碍和抑郁障碍共病如何治疗

治疗惊恐障碍有效的药物包括苯二氮䓬类药物、三环类抗抑郁药、单胺氧化酶抑制药和选择性5-羟色胺再摄取抑制药。有学者发现，阿普唑仑对共患抑郁症的惊恐障碍患者和未患有抑郁症的惊恐障碍患者具有相似的疗效。

惊恐障碍和抑郁障碍共病可影响苯二氮䓬类药物对惊恐障碍的疗效。有学者比较了阿普唑仑、丙米嗪和安慰剂对惊恐伴中度抑郁患者的疗效，结果显示阿普唑仑和丙米嗪在抗惊恐和抑郁方面优于安慰剂，但在减少惊恐发生率或严重性方面丙米嗪优于阿普唑仑，表明多数中度抑郁与惊恐障碍共病患者用抗抑郁药有效，辅助苯二氮䓬类药物治疗有助于控制残余焦虑。他们认为抑郁症状越重，惊恐的疗效越差。

单胺氧化酶抑制药对抑郁症和惊恐障碍共病的疗效优于三环类抗抑郁药，特别是不典型抑郁伴惊恐障碍时，但鉴于食谱限制，故只用于至少两类抗惊恐药物无效的患者。5-羟色胺再摄取抑制药具有抗抑郁和抗惊恐特性，可用以治疗这类患者，有望成为一线用药。

研究表明，惊恐障碍和抑郁症两者具有较高的共病率，特别是终生共病率，并且抑郁症先证者的家庭成员中惊恐障碍的发生率升高，反之亦然。这支持两者具有共同遗传易感受性的假说。

115. 老年焦虑症患者用药需注意什么

目前，我国60岁以上的老年人占全世界老年人口的1/5，已成为老龄化速度最快、老年人口最多的国家。国内有调查显示，在60岁以上的老年人中，心理障碍发生率是12.9%，其中有焦虑症的为22.5%。由此可见，焦虑症在老年人群中是一个高发的病种。

由于药物在老年患者体内吸收、分布、代谢、排泄的过程和青壮年不同，所以对于老年人用药是必须要重视的问题。具体到治疗焦虑症的药物，由于老年人对药物抗胆碱能作用的敏感性增加、对锥体外系症状的敏感性增加、直立性低血压的危险性增加和心电图改变以及对苯二氮䓬类药物可能出现的异常反应，因此对于老年人最好不用三环类抗抑郁药或苯二氮䓬类药物治疗，选择新一代抗抑郁药（如选择性5-羟色胺再摄取抑制类药物、5-羟色胺和去甲肾上腺素再摄取抑制药）、丁螺环酮和吗氯贝胺相对比较安全。

116. 妊娠期和哺乳期焦虑症患者用药需注意什么

对于孕妇和哺乳期妇女而言，用药始终应该谨慎，除非在明显利大于弊的情况下才能考虑对孕妇和哺乳期妇女用药。

据报道，妊娠期使用选择性5-羟色胺再摄取抑制类药物和三环类抗抑郁药，检出的新生儿期婴儿危险性并不增加。尽管有少量的报道认为患者出现轻度异常、早产和新生儿并发症，但总体研究显示胎死宫内或严重胎儿畸形，与妊娠期、哺乳期服用选择性5-羟色胺再摄取抑制类药物或三环类抗抑郁药不相关。

据报道，使用苯二氮䓬类药物与先天畸形有关，但是没有一致的证据证明苯二氮䓬类药物是危险的。现有文献提示，孕期使用地西泮、氯氮䓬是安全的。为谨慎起见，妊娠期应该避免使用阿普唑仑。

选择性5-羟色胺再摄取抑制类药物和三环类抗抑郁药从乳汁中排泄，婴儿血清中可发现低水平的选择性5-羟色胺再摄取抑制类药物和三环类抗抑郁药。有研究称，目前看来没有理由建议服用三环类抗抑郁药（多塞平除外）的母亲停止哺乳，但应该避免服用氟西汀。其他选择性5-羟色胺再摄取抑制类药物（西酞普兰、氟伏沙明、帕罗西汀或舍曲林）可能与哺乳没有冲突，但由于缺乏有关资料，目前还无法完全确定这四种药物对于哺乳是绝对安全的。

据报道，哺乳母亲接受地西泮治疗时，婴儿可出现不良药物反应。因此。哺乳母亲接受苯二氮䓬类药物治疗时，应当观察婴儿的镇静、嗜睡、吸吮差和体重减轻等体征。如果使用的剂量较高并需要长期服药，建议停止哺乳。

七、中医治疗焦虑症

117. 中医如何认识焦虑症的

中医学中并无“焦虑症”之名，从临床症状看，属于情志病范畴，可能与“郁证”“惊”“恐”“惊悸”“心悸”“怔忡”“不寐”“脏躁”“百合病”“灯笼病”等病症有关。主要由于“脏腑虚弱”，加之不良环境、精神刺激，心主神明失司;或忧思过度，气机闭塞不行，使脏腑气机失调，涉及心、肝、胆、脾、胃、肾，其中以肝、心、肾失调最常见，以气郁、火热、阴血亏乏居于主要地位。如《内经》有“心中憺憺大动，恐人将捕之”和“心怵易思虑”的描述。《金匮要略》则有“百合病者……意欲食复不能食，常默然，欲卧不能卧，欲行不能行，饮食或有美时，或有不用闻食臭时”的记载；又如“妇人脏躁，喜悲伤欲哭，如神灵所作，数欠伸”；再如小柴胡汤证见：“胸胁苦满，默默不欲饮食，心烦喜呕，或胸中烦而不呕……或心下悸”等。

中医学认为，焦虑主要是由外感及内伤等引起，也就是我们现在所讲的精神因素结合年龄、文化和生活习惯、工作环境以及躯体疾病等因素所致。关于其病机，综观诸家论述，多与心、肝、肾三脏有关。

辨证论治是中医的特点，根据发病原因，首先区分实证与虚证。一般来说，实证病程相对要短，多为情志所伤，肝郁化火，或因饮食不节，损伤脾胃，酿成痰热，痰热上扰、心神不安，神不归舍而焦虑。主要见痰热扰心、肝胃不和、瘀血内阻型。虚证多因素体虚弱，长期劳倦思虑太过，伤及心脾，以及心胆素虚，决断无权，遇事易惊；或因素体阴虚，阴血不能养心则心神不宁而致焦虑。主要见心虚胆怯、心脾两虚、阴虚火旺型。

118. 中医如何辨证治疗焦虑症

（1）肝气郁结：证见情绪不宁，精神忧郁，善太息，胁肋胀痛，痛无定处，胸脘满闷，腹胀纳差，大便不调，咽中不适，如有梗阻感，嗳气不舒，舌淡红，苔薄白，脉弦。治疗宜疏肝理气，解郁散结。方用四磨汤：白参3克，槟榔9克，沉香4克，乌药6克。水煎取汁500毫升，分早晚两次温服，每日1剂，10天为一疗程。具有行气降逆、宽胸散结的功效。

（2）气郁化火：证见心悸，失眠，性情急躁易怒，胸胁胀满，口苦咽干，或头痛，目赤，耳鸣，或嘈杂吞酸，小便黄赤，大便秘结，舌红，苔黄，脉弦数。治以疏肝解郁，清肝泻火，佐以安神。方用栀子龙牡汤：栀子10克，龙骨30克，牡蛎30克，通草6克，柴胡10克，生地黄15克，知母10克，白芍10克，甘草3克。水煎服，每日1剂。具有疏肝理气、养阴安神、除烦的功效。用于气郁化火型焦虑症患者。

（3）心神不宁：证见心悸，善惊易恐，坐卧不安，心烦失眠，双手震颤，少眠多梦，胆怯怕事，气短乏力，注意力不集中，记忆力减退，舌淡红，苔薄白，脉细。治疗宜镇静安神，养心定志。方用百合安神汤：野百合40克，女贞子15克，墨旱莲10克，炒枣仁30克，夜交藤30克，生龙齿20克，珍珠母30克，五味子6克。水煎取汁500毫升，分早晚两次温服，每日1剂，10天为1个疗程。具有益心镇惊、安神定志的功效。用于心神不宁型焦虑症患者。

（4）痰热上扰：证见心烦易怒，心悸，惊惕不安，痰多易咳，色黄而黏，泛恶，少寐多梦，胸胁痞满，口苦，舌红苔黄腻，脉滑数。治疗宜化痰清热，和中安神。方用黄连温胆汤：黄连6克，竹茹10克，枳实10克，制半夏10克，橘红6克，茯苓30克，甘草3克，生姜5克。每日1剂，水煎取汁 500毫升，分早晚两次温服，10天为一疗程。具有化痰清热、和中安神的功效。用于痰热上扰型焦虑症患者。

（5）心脾两虚：证见多思善虑，心悸胆怯，惴惴不安，健忘，失眠多梦，头晕，神疲，面色无华，食欲减退，舌红，脉细弱。治疗宜健脾养心，益气补血安神。方用归脾汤：党参15克，黄芪 20克，白术15克，茯苓15克，酸枣仁10克，龙眼肉10克，木香5克，炙甘草5克，当归15克，远志10克，生姜5克，大枣5枚。水煎取汁500毫升，分早晚两次温服，每日1剂，10天为一疗程。具有健脾养心、益气补血安神的功效。用于心脾两虚型焦虑症患者。

（6）阴虚火旺：证见心悸不安，心烦少寐，头晕耳鸣，健忘，腰膝酸软，五心烦热，口干少津，舌质红，脉细数。治疗宜滋阴清热，养心安神。方用天王补心丹：白参5克，玄参12克，丹参10克，茯苓15克，五味子10克，远志6克，桔梗10克，当归身10克。每日1剂，水煎取汁500毫升，分早晚两次温服，10天为一疗程。具有滋阴清热、养心安神的功效。用于阴虚火旺型焦虑症患者。

119. 治疗焦虑症的中药方剂还有哪些

（1）柴胡疏肝散：柴胡10克，枳壳10克，白芍15克，甘草5克，香附10克，川芎12克，陈皮6克。水煎服，饭前服。具有疏肝理气、解郁散结的功效。用于肝气郁结型焦虑症患者。

（2）逍遥散：当归5克，茯苓5克，白芍5克，白术5克，柴胡10克，甘草5克。水煎，加生姜、薄荷少许，取汁500毫升，分早晚两次温服，每日1剂，10天为1个疗程。具有疏肝解郁、养血健脾的功效。用于肝气郁结型焦虑症患者。

（3）丹栀逍遥散：柴胡10克，白芍12克，白术10克，茯苓12克，当归12克，薄荷10克，甘草5克，生姜5克，牡丹皮10克，栀子10克。水煎服，每日1剂。具有疏肝解郁、清肝泻火的功效。用于气郁化火型焦虑症患者。

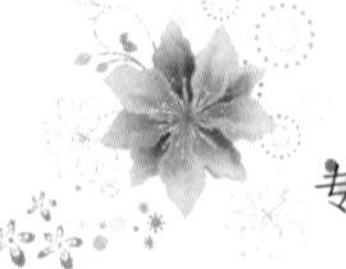

（4）平补镇心丹加减：朱砂3克，白参5克，山药15克，肉桂3克，五味子10克，天冬10克，生地黄12克，熟地黄10克，远志6克，茯神12克，酸枣仁10克，茯苓10克。水煎服，每日1剂。具有镇静安神、养心定志的功效。用于心神不宁型焦虑症患者。

（5）加味安神定志汤：党参15克，白术10克，茯苓10克，酸枣仁10克，茯神10克，龙齿30克，朱砂0.8克（冲），远志10克，石菖蒲10克，甘草3克。每日1剂，水煎取汁500毫升，分早晚两次温服，10天为一疗程。具有益气养心、镇惊安神的功效。用于心神不宁型焦虑症患者。

（6）温胆定心汤：陈皮10克，茯苓15克，枳实、竹茹、胆南星、石菖蒲各10克，炙远志、煅龙牡、全瓜蒌、法半夏各15克，炙甘草、黄连各6克，琥珀末（冲服）4克。水煎取汁500毫升，分早晚两次温服，每日1剂，10天为一疗程。具有清胆和胃、理气化痰的功效。用于痰热上扰型焦虑症患者。

（7）奔豚汤：葛根15克，川芎10克，当归10克，黄芩10克，白芍10克，半夏10克，桑白皮15克。水煎取汁500毫升，分早晚两次温服，每日1剂，10天为一疗程。具有化痰泻火、疏肝解郁的功效。用于痰热上扰型焦虑症患者。

（8）甘麦大枣白石汤：小麦30克，大枣7枚，炙甘草5克，白芍15克，紫石英10克。水煎取汁500毫升，分早晚两次温服，每日1剂，10天为一疗程。具有滋养心脾、安神缓急的功效。用于心脾两虚型焦虑症患者。

（9）黄连阿胶交泰汤：黄连6克，肉桂4克，黄芩9克，白芍15克，阿胶12克，鸡子黄2个。水煎取汁500毫升，分早晚两次温服，每日1剂，10天为一疗程。具有益肾宁志、交通心肾的功效。用于阴虚火旺型焦虑症患者。

（10）新加逍遥饮：生地黄40克，当归、茯神各15克，酸枣仁、山药各 20克，炙甘草10克，陈皮10克，远志、沙参、牡丹皮各12克。水煎取汁500毫升，分早晚两次温服，每日1剂，10天为一疗程。具有滋阴养血、安神宁志、协调阴阳的功效。用于心脾两虚型焦虑症患者。

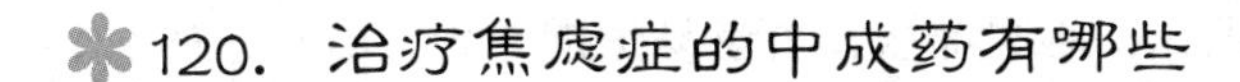

120. 治疗焦虑症的中成药有哪些

（1）肝肾阴虚型：怕恐不安、入睡困难、多梦易醒；午后面红、易出汗、四肢弱、眩晕耳鸣、五心烦热；急躁易怒、舌红少津、脉细数。可选用的中成药：①朱砂安神丸，每次2克，逐日2次，温开水送服。②健脑补肾丸，每次9克，逐日2～3次，温开水送服。

（2）心虚胆怯型：善惊易恐，坐卧不安，多梦易醒，心悸食少，恶闻声响。舌多正常，脉细数或弦细。可选用的中成药：①宁神定志丸，每次9克，每日2次，温开水送服。②解郁安神冲剂，每次10～20克，每日2次，温开水送服。

（3）痰热扰神型：惊恐不安，心烦不眠，多梦易惊，口苦目眩，胸满痞塞，烦躁不安。舌质红苔黄腻，脉滑数。可选用的中成药：①牛黄清心丸，每次3～6克，每日2次，温开水送服。②安神温胆丸，每次6～9克，每日2次，温开水送服。

121. 治疗焦虑症的验方有哪些

中医治疗焦虑症的单方验方有很多。常用的单方有以下几种。

（1）酸枣仁15～30克，捣碎水煎，每晚临睡前顿服。

（2）合欢皮10克，水煎，晚上睡前顿服。

（3）朱砂0.3～1.0克，研末，睡前冲服。主要用于心火亢盛所致的惊悸不眠、心神不安等证。

（4）野百合、生牡蛎、代赭石、夜交藤各30克，生地黄、酸枣仁各15克，知母、白芍各12克。心胆阴虚者加玄参、远志；伴肝郁者加柴胡、郁金、合欢花；伴有胃热者加生栀子、牡丹皮；伴心肾不交者加黄连。每日1剂，水煎取汁分次温服。有益心镇惊、安神定志之功，可用于焦虑症者。

（5）甘草、远志、佛手各12克，小麦60克，赤芍、白芍各15克，炒枣仁30克，香附10克，大枣9枚。气虚加太子参、黄芪；阴虚火旺去香附，加百合、知母；梅核气加半夏、白蒺藜、枳壳；心胆虚怯，善恐易惊加龙骨、琥珀。每日1剂，水煎取汁分次温服。治疗脏躁症。

（6）葛根、桑白皮各15克，川芎、黄芩、白芍、半夏各10克，若心悸而脉弦结者，加党参、五味子；若阵发性胸闷，烦热上冲，喘而难于平卧者，加党参、麦冬、五味子。治疗焦虑性神经症、惊恐发作者效果好。

（7）薏苡仁粉2500克，以枣肉乳汁拌和，作团如蒸饼大，依法蒸熟。

（8）沙参10克，麦冬10克，玉竹12克，天花粉10克，桑叶12克，甘草5克。水煎服，每日1剂，分2次服。

（9）生地黄12克，玄参 9克，麦冬10克，白参5克，茯苓、五味子各9克，当归10克，丹参、柏子仁各10克，枣仁10克，远志6克，桔梗10克。水煎服，每日1剂，分2次服。

（10）沙参10克，麦冬12克，生地黄10克，玉竹12克，冰糖3克。水煎服，每日1剂，分2次服。

122. 焦虑症患者如何对症选用验方

（1）心悸：①山楂30克，大米100克，砂糖适量。将山楂洗净，去核，大米洗净，同放砂锅内，加适量水，用大火煮沸，加入砂糖，改用小火煮约20分钟成粥，每日早餐食用。②山楂、草决明各15克，杭菊花3克。以上药开水冲泡，加盖半小时后代茶饮。③玉竹20克，山楂15克，白糖30克。玉竹、山楂用水共煎，去渣取汁，加入白糖即可。代饮料服用。每日服1～2次，10次为一疗程。④茯苓细粉、米粉、白糖各等份，加水适量，调成糊，以微火在平锅里摊烙成极薄的煎饼，早、晚分作主食吃。⑤桑椹15克。用桑椹煮水，代茶饮。⑥龙眼肉、炒枣仁各10克，芡实12克，山茱萸10克，白糖少许。将枣仁、芡实洗净，与龙眼肉、山茱萸同放入铝锅内，加水适量；将铝锅置武火烧沸，用文火煎熬20分钟，滤去药渣，放入白糖，搅匀，装入茶壶内。吃龙眼肉饮药液。

（2）梅核气：①苏子、莱菔子、白芥子、竹茹、远志各10克，石菖蒲、僵蚕各10克，桔梗10克，牛膝15克。水煎服，每日1剂。②白茯苓、川后朴、苏梗、半夏、橘红、青皮、枳实、砂仁、南星、神曲各3克，白豆蔻、槟榔、益智仁各1.5克，加生姜5片，水煎，临卧服。

（3）脏躁：①小麦15克，炙甘草9克，大枣10枚，加水300毫升，煮取300毫升，温服，每次150毫升，一日2次。②柴胡、当归、川芎、桃仁各10克，香附、赤白芍、红花各12克，生龙骨30克（先煎），甘草6克。水煎服，每日1剂。

（4）失眠：①灯心草20克，加水煎汤，去渣取汁，代茶频饮，每日1剂。②龙眼肉30克，西洋参6克，白糖适量。将人参浸润切片。龙眼肉去杂质洗净，放入盆内，加入白糖，再加适量水，煮沸水锅中蒸40分钟。代茶饮服，每日1剂。③白酒10克，阿胶10克，鸡蛋1个。将阿胶放入容器内，倒入白酒，盖封紧，放锅内蒸至阿胶全部溶化后取出，趁热时打入鸡蛋1枚，搅匀，再蒸至蛋熟即成。顿服，日服2次，连服7天为一疗程。④百合60～100克，鸡蛋2个，白糖适量。将鸡蛋用水煮熟后去壳，再加适量水及百合，煮至百合绵软，加糖调味，随意服用。⑤莲子100克去皮心，洗净，置容器中，加入白酒1000克，密封，每日振摇1次，浸泡15天即成。日服2次，每次20克。⑥合欢皮100克，打碎，置容器中，加入黄酒500克密封，每日振摇1次，14天后开封，滤过即成。日服2次，每服20克。

123. 焦虑症患者如何贴敷治疗

（1）柴胡30克，赤芍24克，枳壳18克，甘草12克，香附20克。共置于锅内，微火烘脆，共为细末，过80～100目筛，储瓶。取药末用醋调。敷贴于中脘、期门、阳陵泉、太冲穴位上，外以油纸或薄膜盖定，绷带包扎，至局部及全身发热或微汗出为度。每日1～2次，每次2～4小时。用于肝气郁结型焦虑症患者。

（2）当归12克，川芎6克，香附6克，食盐20克。共为粗末后炒热，外敷贴神阙处。

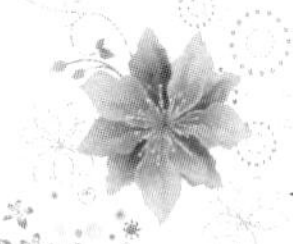

（3）蓖麻仁3克，生乳香3克，食盐0.3克。共捣烂成膏分成两份，用纸摊贴双太阳穴，1小时后取下。用于肝气郁结型焦虑症患者。

（4）麝香0.2克，柴胡3克，木香3克，延胡索3克，牡丹皮3克，赤芍3克，大黄3克。共为细末，用醋调成糊状，敷于肝俞、神阙，每天1次，3～5次为一疗程。用于肝气郁结型焦虑症患者。

（5）牡丹皮15克，栀子12克，柴胡9克，白芍9克。共研细末，先泡水洗脚，再取药末10克，用蛋清调敷涌泉穴上，外用纱布、胶布固定。每日临睡前敷，晨起除去，每日1次，10次为一疗程。用于气郁化火型焦虑症患者。

（6）木香、薄荷、栀子各30克，黄芩、香附各15克。上药研末备用，每次用药前，先以75%的乙醇清洁肚脐，待干后把药粉0.5克倾入脐孔，随后用干棉球轻压按摩片刻，用4厘米×4厘米的普通医用胶布密封紧贴脐上。每3日换药1次，8次为一疗程。

（7）朱砂3克，人参12克，肉桂6克，五味子10克，远志12克，茯神12克，酸枣仁10克。共研细末，蜜调成膏，贴敷于神阙穴上，每天 1次，3～5次为一疗程。用于心神不宁型焦虑症患者。

（8）人参12克，黄芪30克，肉桂6克，炙甘草6克。共研细末，生姜汁调敷膻中、心俞穴上，外用麝香风湿膏固定。每天1次，10次为一疗程。用于肝气郁结型焦虑症患者。

（9）黄连10克，竹茹20克，枳实10克，半夏10克，橘红6克，茯苓30克，甘草6克，生姜5克。上药研末，加水为丸，如梧桐籽大，将1丸放膏药中间，另用一张膏药将药丸合入粘住，用针刺数孔放中脘、心俞上，胶布固定，一天一换，5天为一疗程。用于痰热上扰型焦虑症患者。

（10）党参30克，黄芪60克，白术60克，茯苓60克，酸枣仁60克，龙眼肉60克，木香30克，炙甘草15克，当归45克，远志30克，生姜10克，大枣10枚。上药炒热碾细粉状，取适量蜜调，先用乙醇棉球擦净脐部及周围，将药膏纳入脐窝，以填满为度（或用纱布包好置于脐部），外用胶布固定，随后上置热水

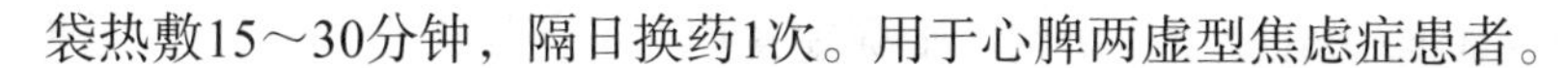

袋热敷15～30分钟，隔日换药1次。用于心脾两虚型焦虑症患者。

（11）葱白7根，生姜100克，淡豆豉10克，食盐10克，肉桂10克。上药同捣烂，做成药饼，加热敷贴脐上，纱布包扎固定。用于心脾两虚型焦虑症患者。

（12）熟地黄80克，山药40克，山茱萸40克，牡丹皮30克，泽泻30克，茯苓30克。共研为末，醋调，贴敷脐上，药末干燥后即更换。用于阴虚火旺型焦虑症患者。

（13）酸枣仁27克，柏子仁27克，人参15克，玄参 15克，天冬30克，麦冬30克，生地黄36克，丹参15克，茯苓 15克，五味子15克，远志15克，桔梗15克，当归身27克。共研为末，醋调，贴敷神阙上，胶布固定，一天二换，5天为一疗程。用于阴虚火旺型焦虑症患者。

（14）朱砂50克，石菖蒲50克，蜂蜜50克。共研细末，过100目筛，蜂蜜炼至滴水成珠时，加入药粉及二甲基亚砜适量混匀，待冷后，制成花生米大药饼，敷贴于涌泉穴。每日换药1次，5次为一疗程。融如膏。每取药膏10克，敷贴于穴上，上放预制的艾绒炷，点燃灸之，按患者年龄，1岁灸1壮，每日1次。用于阴虚火旺型焦虑症患者。

（15）红花、血竭、芙蓉叶、冰片、樟脑各10克。共研细末，每取药粉0.5克置膻中、巨阙穴位上，外用麝香风湿膏固定。隔日换药1次，5次为一疗程。用于焦虑症伴有心悸的患者。

（16）黄连、肉桂各等份，共研细末，蜜调为丸，储存备用。用时取药丸1粒填脐内，用胶布固定。每日1次。可滋阴祛火、交通心肾。用于焦虑症伴有失眠的患者。

124. 焦虑症患者如何熏洗治疗

（1）柴胡、香附各15克，川芎、木香、当归、川桂枝各10克。上药加清水3000毫升，煎煮30分钟，取药液倒入脚盆内，待药液温后，浸浴双足，每次浸泡30分钟。每日1次，每剂可用2次，7日为一疗程。用于肝气郁结型焦虑症患者。

（2）木香、木瓜、白扁豆各30克，干陈皮10克。上药加清水3000毫升，煎沸5分钟，取药液倒入盆内，先趁热熏蒸肚腹，待温再浸泡双足，每次熏洗30分钟。每日1剂，日熏洗2次。用于肝气郁结型焦虑症患者。

（3）芦荟叶30～60克（干叶30克，鲜叶60克），栀子30克。将上药切碎，放入袋中（扎口），再将药袋放在放好热水（开水）的浴盆里，使它自然溶解后入浴。每次洗浴20分钟，每日1～2次，至愈为止。用时加服本品（干粉）3克。方中芦荟中有效成分会在数分钟内经由皮肤吸收，进入血管内部。可促进血液循环，提高新陈代谢，消除疲劳及精神性紧张，以达到缓解焦虑之目的。此种沐浴方法，对美容也有好处。用于气郁化火型焦虑症患者。

（4）零陵香、荨麻、荆芥、胡椒、郁金花各15克，石菖蒲20克，薄荷10克，冰片3克。将前7味药加水2000毫升，浸泡5分钟后，煎煮10分钟，药渣再加水2000毫升，煎煮10分钟后，过滤取汁，将2次药液混合均匀，将冰片加入充分摇动。每次用100毫升加热水3000毫升，浸泡全身，并全身搓擦，一般在清晨或感觉疲劳时沐浴为佳，每次浸泡20～30分钟。每日1～3次。

（5）生地黄45克，五味子30克，麦冬、党参各20克，竹叶10克。上药加清水3000毫升，煎煮沸30分钟，取出药液，倒入脚盆内，待药温后，浸浴双足，每次浸泡30分钟。每日1次，每剂药可用2日，7日为一疗程。用于心神不宁型焦虑症患者。

（6）夜交藤、党参各20克，生地黄、丹参各15克，炙甘草、枣仁、麦冬、瓜蒌壳各10克，桂枝6克。上药加清水3000毫升，煎煮沸10分钟，取出药液，倒入浴盆内，待温后，洗浴全身，同时用毛巾多蘸洗胸背部，每次洗浴30分钟。每日1次，每剂可用2次。同时每日1剂，水煎服，日服2次。用于心神不宁型焦虑症患者。

（7）黄连50克，竹茹20克，枳实10克，半夏10克，橘红6克，茯苓30克，甘草6克，生姜5克。上药加清水2500毫升，煎煮30分钟，取药液倒入浴盆中，加入温水3000毫升，浸泡洗浴全身，每次浸洗30分钟。每日浸洗1～2次，每剂可用

2次，15日为一疗程。用于痰热上扰型焦虑症患者。

（8）党参15克，黄芪20克，白术15克，茯苓15克，酸枣仁15克，龙眼肉10克，木香5克，炙甘草15克，当归15克，远志15克，生姜5克，大枣10克。上药加水2000毫升，浸泡15分钟后，煎煮30分钟，过滤后，药渣复加水2000毫升，煎煮30分钟，倒出药液。将2次药液混合，加热水3000毫升置浴盆中，做全身浸泡，并以全身皮肤由远到近做向心性按摩。每次20～30分钟，每日1次，每剂可用2日，10次为一疗程。用于心脾两虚型焦虑症患者。

（9）白术、党参、桂枝各20克，当归尾15克，黄芪、白芷各30克，薄荷10克，蜂蜜、鸡蛋清各10毫升。将前7味药加水2500毫升，煎煮40分钟后，过滤去渣，取药液倒入浴盆中，再加热水3000毫升，加入蜂蜜、鸡蛋清搅匀，做全身浸泡，并以软浴巾频频擦洗全身至皮肤发红充血。亦可加维生素E、牛乳于药液中同洗，每次洗15分钟。隔日1次，连续5次为一疗程。用于心脾两虚型焦虑症患者。

（10）黄精、地骨皮各30克。上药加清水3000毫升，并浸泡30分钟，煮沸30分钟，取药液倒入浴盆中，加入3000毫升温水，浸洗全身，每次浸泡30分钟。每日1剂。浸洗1次，15日为一疗程。用于阴虚火旺型焦虑症患者。

（11）远志、熟地黄、菟丝子、甘菊花、五味子各18克，石菖蒲、川芎各12克，地骨皮24克，薄荷油10毫升（后入）。上药加水2000毫升，浸泡10分钟后，煎沸20分钟，滤出药液，再加水2000毫升，煎沸20分钟，过滤去渣。将2次药液混合，再加入薄荷油，和匀，待温后淋浴胸背，浸泡头部，每次30分钟。每日1次，每剂可用3次，10次为一疗程。用于阴虚火旺型焦虑症患者。

125. 焦虑症患者如何足浴治疗

（1）玫瑰花15克，辛夷花10克，当归20克，红花15克，苏木10克。将上药浸泡入沸水中，待温后洗脚。具有行气活血、通经活络的功效。

（2）伸筋草15克，透骨草15克，五加皮12克，三棱12克，莪术12克，秦艽

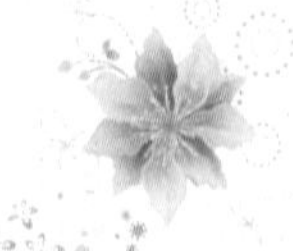

12克，海桐皮12克。将上药浸泡入沸水中，待温后洗脚。具有行气活血活络的功效。

（3）桃仁20克，红花15克，杏仁20克，细辛5克，薄荷10克。用热水冲沸上药，待水温合适后，洗脚。具有促进血液循环、消除疲劳的功效。

126. 焦虑症患者如何按摩治疗

中医按摩是通过手法刺激调节机体阴阳、气血紊乱状态，使阴阳平衡，血气流通，神志安宁。现代医学研究表明，按摩手法对神经系统所产生的兴奋和抑制作用与治疗效果密不可分，特别是按摩法，在对皮肤作用的同时，还对神经系统产生镇静作用，以达到抗焦虑效果。

方法1：患者仰卧位，施术者将两手掌横置于胸骨正中，手指分开，指距与肋间隙等宽，先用左手掌向右疏理肋间，从胸骨正中向右侧腋下分推，从上至下，往返3～5遍。然后用右手向左疏理肋间，两手交替分推至胁肋。动作要轻快柔和。然后做顺、逆时针方向摩运膻中穴，各1分钟。再用两手掌掌根或中指端分别置于两侧的章门、期门穴上，稍用力按揉，各1分钟。然后再将两手拇指或中指分别置于两侧阳陵泉穴上，余指辅助，先按揉1分钟，再用力做横向弹拨该处肌腱5～8次，以酸胀感为度。接下来用两手拇指的指尖分别置于两侧太冲穴上，稍用力掐揉1分钟，以酸胀感为度。最后两手五指并拢置于胸前乳下，沿胁肋方向搓擦并逐渐下移至浮肋，往返3～5遍，或以胁肋部有温热感为宜。用于肝气郁结型焦虑症患者。

方法2：患者卧位，施术者先按揉肝俞、阳陵泉2分钟，用双手拇指或鱼际由太阳穴推至风池3～5次，手掌轻轻抚摩胸部，做50次。然后两手五指并拢，左手按在左额神庭上，右手按在右额神庭上，左手指沿着逆时针方向，右手指沿顺时针方向，同时做圆形按摩，各55次。然后用两手拇指的指尖分别置于两侧太冲穴上，稍用力掐揉1分钟，以酸胀感为度，结束。用于气郁化火型焦虑症患者。

方法3：患者站立位，两足分开与肩同宽，身体自然放松，两手掌自然伸开，以腰左右转动带动手臂前后摆动，到体前时，用手掌面拍击对侧胸前区，到体后时，以掌背拍击对侧背心区。拍击力量由轻渐重，各拍击20次。然后将右掌按置于两乳之间，指尖斜向前下方，先从左乳下环行推摩心前区复原，再以掌根在前，沿右乳下环行推摩，如此连续呈“∞”字形，操作20次。接着先以右手五指拿捏胸大肌数次，然后用虎口卡住腋前襞，以中指置于腋窝极泉穴位处，稍用力用指端勾住该处肌筋，并向外拨动，使之产生酸麻放射感，然后换手操作，左右各10次。然后用右手拇指按压在左手的内关穴上，其余4指在腕背作辅助，拇指稍用力按揉内关穴1分钟，再换手操作右侧。最后右手握住左手腕背，中指置于左腕尺侧神门穴处，以中指端稍用力向内向上按揉神门穴1分钟，然后换手操作右侧1分钟，结束。用于心神不宁型焦虑症患者。

方法4：施术者按揉攒竹、鱼腰、丝竹空，轻揉太阳、拿合谷，再按摩中脘2分钟，用双手拇指同时对称按脾俞1分钟，再按揉足三里1分钟。用于痰热上扰型焦虑症患者。

方法5：患者坐位，将右脚架于左大腿上，用右手拇指按揉三阴交穴，以有酸胀感为度，然后换手按揉左侧，各1分钟。再按揉心俞、脾俞，以健脾养心，最后右手握住左手腕背，中指置于左腕尺侧神门穴处，以中指端稍用力向内向上按揉神门穴1分钟，然后换手按揉右侧1分钟，结束。用于心脾两虚型焦虑症患者。

方法6：先按揉大陵、太溪、太冲各2分钟。然后以中指端稍用力向内向上按揉神门穴1分钟，然后换手按揉右侧1分钟，结束。用于阴虚火旺型焦虑症患者。

127. 焦虑症患者如何按摩头部穴位

用中指指腹按压百会穴位，轻轻点揉，直至有酸胀感。然后再用手指、掌根或鱼际对太阳穴按揉，一般揉3～5分钟，以自觉酸胀、揉后轻松为适。最后两手五指并拢，左手按在左额上，右手按在右额上，左手指沿着逆时针方向，右手指沿顺时针方向，同时做圆形按摩各30次。两手指按摩时，都要触及神庭穴位。神庭穴位于前发际正中直上5分处。

128. 焦虑症患者如何按摩耳部穴位

（1）全耳按摩：用两手掌心依次按摩耳廓腹背两侧至耳廓充血发热为止，再以两手握空拳，以拇、示食两指沿着外耳轮上下来回按摩至耳轮充血发热，然后用两手由轻到重提捏耳垂3～5分钟。耳廓穴位按摩法是用压力棒点压或揉按有压痛点的耳穴，也可将拇指对准耳穴，示指对准与耳穴相对应的耳背侧，拇、示食两指同时掐按。

（2）耳穴压籽：取神门、脑点、心、肝、内分泌穴。先在耳廓局部消毒，将王不留行籽粘附在0.5厘米×0.5厘米大小的胶布中央，然后贴敷于耳穴上，并给予适当按压，使耳廓有发热、胀痛感。一般每次贴压一侧耳穴，两耳轮流，3天一换，也可两耳同时贴压。在耳穴贴压期间，应每日自行按压数次，每次每穴1～2分钟。使用此法时，应防止胶布潮湿或污染；耳廓局部有炎症、冻疮时不宜贴压；对胶布过敏者，可缩短贴压时间并加压肾上腺、风溪穴；按压时，切勿揉搓，以免搓破皮肤，造成感染。

129. 焦虑症患者如何按摩手部穴位

治疗焦虑症常用手穴有①脑垂体：拇指指腹中心。②松果体：拇指指腹中心偏下处。③胸腺：手掌部位，中指直下区域。④肝脏：位于手掌面外侧第五掌骨。⑤合谷淋巴头面反射区：位于手背第一、第二掌骨间。

常用按摩刺激手法①压按法：拇指在痛点上向深处按压下去，其余4指在痛点的反面即手背处相应地对顶着。②揉按法：拇指在手掌面的酸胀痛点处依顺时针方向揉按。③推按法：拇指沿着酸胀痛点的肌纤维垂直推按。④捆扎法：此法是为了使反射区在手指部位获得更强和更持久有效的刺激方法。可用橡皮筋等捆扎手指来获得。⑤夹法：这也是一种为了使反射区获得更强和更持久的刺激方法。可用反射夹或一般的晒衣夹夹住反射区的位置来达到目的。⑥挤压法：这是一种放松精神紧张、促进全身神经系统兴奋的方法。可把双手十指相互交叉用力握紧，用力挤压手指。⑦顶压法：双手指指尖相互对顶，也可用反射梳、铅笔或类似的器具顶压反射区域。

应用上述的刺激手法，选用以上穴位，每天至少刺激按摩1次，每次15分钟。手部按摩的一大优点就是随时随地可以按摩。

130. 焦虑症患者如何做足底按摩

足部与全身脏腑经络关系密切，承担身体全部重量，故有人称足是人类的“第二心脏”。有人观察到足与整体的关系类似一个胎儿平卧在足掌面。头部向着足跟，臀部朝着足趾，脏腑即分布在跖面中部。根据以上原理和规律，刺激足穴可以调整人体全身功能，治疗脏腑病变。人体解剖学也表明脚上的血管和神经比其他部位多，无数的神经末梢与头、手、身体内部各组织器官有着特殊的联系。所以，单纯对足部加以手法按摩，就能治疗许多疾病。

足穴按摩给焦虑症患者提供了一个休息放松的时机。不论是由别人来按摩或者自己替自己按摩，至少在几十分钟的按摩过程中，患者必须安静地坐下来，把各种负担放到一边，而全身心地感受着足部按摩所引起的反应，这样可使紧张的心情平静、放松，节奏放慢，使机体在生理上和心上都得到一个休整的机会。这与太极拳、打坐、静养等有异曲同工之妙，足部按摩后，一般能有一个良好的睡眠，这更有助于放松身心，焕发精神。

足穴按摩能增强焦虑症患者同疾病作斗争的信心，因为足穴按摩往往能有比较明显的疗效。即使不是立竿见影，也经常可以觉察到某种进步，如足穴的压痛敏感度降低，某些病理症状减轻等，这能使患者（特别是长期重病的患者）增强信心，燃起希望，增加乐观情绪，消除焦虑不安、悲观失望等病理心态。

足穴按摩能给焦虑症患者很大的温暖和欣慰，使其精神愉快，心情舒畅，减轻所受的痛苦。患病的人最希望得到别人的关怀和同情，如果在受病痛煎熬时，没有人来关心帮助，患者会感到自己处于一种孤立无援的境地，会产生被遗弃的绝望之感。而足部按摩是一种直接的爱抚、很有力度的关怀，当施术者将患者的双脚放在自己的腿上，尽力尽心地按摩几十分钟，会引起患者一种很亲切的感情，使其确确实实感受到，有人在关心他（她）。如果施术者是患者的亲人或朋友，这种感情就会更为强烈。这种愉快的心态会成为良性的心理治病因子。

焦虑症患者常用足反射区有：脑、胃、肝、肾、输尿管、膀胱。患者自我按摩或他人帮助按摩皆可。足底按摩可选在临睡前进行，先将双脚用热水浸泡清洗10分钟，使全身放松。擦干后，首先从足趾到足跟来回按摩一遍，然后重点按摩以上反射区，根据反射区所在的部位选用以上操作手法进行按摩，通常每个反射区操作3～5分钟。按摩完一侧再按摩另一侧。按摩完毕后可饮温水500毫升，以促进体内代谢废物的排出。

131. 焦虑症患者如何做床上八段锦

床上八段锦对于恢复大脑的疲劳、缓解紧张情绪、预防焦虑症的发生也非常重要。焦虑症患者可以经常做床上八段锦。

预备：早上起床前与晚上睡觉前，只穿短内裤和拖鞋，坐在床边上，上身与下肢基本垂直，大小腿基本垂直，与肩同宽。

第一段　上肢

（1）紧握拳：两臂弯曲，垂于上身两侧。手指伸展，用力握拳，再伸展，再用力握拳。连做45次。

（2）搓手掌：两掌相对，用力搓45次，搓得越热越好。

（3）搓手背：先用右手掌用力搓左手背45次；再用左手掌用力搓右手背45次。

（4）搓手指：十指交叉，用力相搓45次。

（5）搓臂：先用右手掌用力搓左臂。从手腕处，沿里侧向上搓，绕过肩关节，从外侧搓到左手背处。连做36次；再用左手掌搓右臂，方法同上，连做36次。

第二段　头部

（1）干洗脸：手指并拢，贴于两脸颊，用力向上搓，绕过头部，从后发际搓回原位。连做36次。

（2）干梳头：十指分开，用指头从发际梳到后发际，连梳99次（用力不可过大，指甲要常剪，以防划破头皮）。

（3）拍头：十指分开，覆盖面尽可能要大一些。稍用力拍打头部81次。

第三段　五官

耳

（1）鸣天鼓：两掌根捂住两耳孔，用拇指以外的指头，轻轻拍打各自一侧的后脑36次（耳要听见铿锵的击鼓似的声音）。然后掌根捂紧两耳孔，再用力拔开。捂紧、拔开。连做36次。

（2）转耳孔：用两手示指尖伸入耳孔，顺时针方向转三圈，塞紧，猛然拔开为一次；再逆时针方向转三圈，塞紧拔开。如此交替，共做9次。

（3）弹耳朵：用两手掌前端，弹两耳耳轮，连做36次。

（4）提耳朵：先用右臂绕过头，右手拇指和示指，去提左耳朵上部36次；再将左臂绕过头，用左手的拇指和示指，提右耳朵上部36次。

（5）搓耳朵：两手半握拳，用拇指和示指握住耳朵，从上往下搓81次，搓得越热越好。

眼

（1）搓眉：两手轻握拳，用示指第三节，从里向外搓眼眉36次。

（2）揉眼睛：两手轻握拳，用拇指第二节，从里向外，边揉搓便转动36次；再从外向里边揉搓边转动36次。

（3）揉太阳穴：用两手拇指指肚按住左右太阳穴处，其余手指在眼前方交

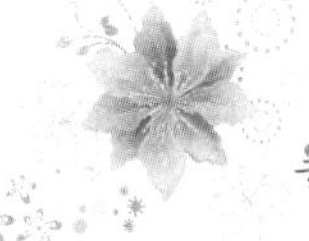

叉。先顺时针方向转动36次，再逆时针方向转动36次。

（4）转珠定睛：头缓慢地顺时针方向，上下旋转五圈，眼珠随头转动看五圈，然后停止转动，两眼注目平视，瞅住一个目标，瞅5秒钟；再逆时针方向转5圈，眼珠随头转动看5圈，然后，注目定睛，瞅一个目标瞅5秒钟。边做边数数，第一次转动时，从1数到5，第一次定睛时，从6数到10，如此数到100为止。

鼻

用两手拇指根部，夹住鼻子，用力上下搓81次，搓得越热越好。

口舌

（1）叩牙：上下牙相叩36次。

（2）按摩牙根：先用舌尖顺时针方向按摩牙龈内侧18圈，再逆时针方向按摩18圈；再用舌尖顺时针方向按摩牙龈外侧18圈，再逆时针方向按摩18圈。

（3）舔上腭：用舌尖舔上腭18次。

（4）鼓嗽：口紧闭，嘴唇鼓动，如含着水鼓嗽一样。连做18次。

（5）吐舌：舌吐出口，尽力向下伸，后缩回。连做18次。

注意事项：做这段操时，有了口水定要咽下。

第四段　颈部

（1）转颈：头颈缓慢地顺时针方向转动18圈，再逆时针方向转动18圈。速度要慢，转动要到位。

（2）伸缩颈：缓慢地抬头挺胸，然后头颈向公鸡叫鸣一样，用力向上前方伸，伸到最高处时，再收回原位。连做9次。

（3）搓颈：两掌抱住颈，左右拉搓18次。

第五段　胸部

（1）捶胸：两手松松握拳，用右拳捶左胸，用左拳背捶右背；再用左拳捶右胸，右拳背捶左背，各捶18次。胸不要鼓气。

（2）左右括胸：两臂弯曲，两手握拳，在胸前相对，然后用力向各自一侧拉动。一拉一缩为一次，连做18次。

（3）上下括胸：两臂弯曲，两手握拳，垂于上身两侧，先向后拉动，再用力伸向头顶。连做18次。

（4）搓胸：两掌心按在各自一侧的乳房上，先用右掌用力斜搓到左腿与小腹相交处；再用左掌用力斜搓到右腿与小腹相交处。各搓36次。

第六段　腹部

（1）揉腹：左掌按在肚脐上，右手按在左手背上，绕肚脐，顺时针方向揉腹99圈；右掌按在肚脐上，左手按在右手背上，绕肚脐逆时针方向揉99圈。要用点力。

（2）揉肚脐：先用左手示指按在肚脐上，顺时针方向揉转36圈；再用右手示指按在肚脐上逆时针方向揉36圈。然后用右手示指压在肚脐上，左手按在右手背上，压肚脐36次（腹部不要鼓气）。

第七段　腰部

（1）暖腰：两掌相对，用力搓45次，趁热按在各自一侧的腰眼上（腰眼在肋骨与脊椎骨相交下部，看着凹下去的部位）。

（2）转腰：当手掌按在腰眼后，腰部先缓慢地顺时针方向转动18次；再逆时针方向转动18次，手掌按住腰不动，动作要到位。

（3）捶腰：两手握拳，用拳背捶各自一侧的腰眼45次。用力要适度，不要打痛。

（4）弯腰：站在地上，立正或两脚分开均可，先将腰伸直，用力向下弯，手攀住脚更好。连做18次。

第八段　下肢

（1）搓腿：两掌抱住大腿，用力向下搓，搓到脚腕，再搓到大腿根部为一次。左右腿各搓36次。

（2）按压足三里穴：用两手拇指以外的四个指尖按压足三里穴81次。

（3）拍打膝盖：用两掌拍打各自一侧的膝盖81次。

（4）揉膝：两掌按在各自一侧的膝盖上，先从外向里揉转81次，再从里向外揉转81次。要用点力揉。

（5）搓涌泉穴：先将左脚放在右腿上，左手握住左脚尖，用右掌根部，用力搓左脚涌泉穴99次，再将右脚放在左腿上，右手握住右脚尖，用左手掌根部用力搓右脚涌泉穴99次。搓得越热越好。

（6）转脚腕：站在地上，先将重心移在右腿上，左脚尖着地，左脚根提起，脚腕先顺时针转动18次，再逆时针方向转动18次；然后将重心移在左腿上，右脚尖着地，右脚根提起，脚腕先顺时针方向转动18次，再逆时针方向转动18次。动作要尽力到位。

全套需30分钟。动作次数可根据习练者体位的需要和习练时间的长短，自行决定。

132. 焦虑症患者如何做捏脊疗法

捏脊疗法是连续捏拿脊柱部肌肤，以防治疾病的一种治疗方法，具有疏通经络、调整阴阳、促进气血运行、改善脏腑功能以及增强机体抗病能力等作用，可作为保健按摩的方法使用，对焦虑症患者有一定的保健作用。捏脊疗法的特点是简便易学，适应范围广，疗效好，无痛苦。

焦虑症患者取俯卧位或坐位，施术者用两手沿脊柱两旁，由下而上连续地挟提肌肤，边捏边向前推进，自尾骶部开始，一直捏到项枕部为止。重复3～5遍后，再按揉肾俞穴2～3次。捏脊的具体操作方式有两种：一种是用拇指指腹与示指、中指指腹对合，挟持肌肤，拇指在后，示指、中指在前。然后示指、中指向后捻动，拇指向前推动，边捏边向项枕部推移。另一种是手握空拳，拇指指腹与屈曲的示指桡侧部对合，挟持肌肤，拇指在前，示指在后。然后拇指向后捻动，示指向前推动，边捏边向项枕部推移。上述两种方法可根据术者的习惯和使用方便而选用。

在捏脊的过程中，用力拎起肌肤，称为“提法”。每捏3次提一下，称“捏三提一法”；每捏5次提一下，称“捏五提一法”；也可单捏不提。其中，单捏不提法刺激量较轻，“捏三提一法”最强。此外，也可根据脏腑辨证，在相应的背俞穴部位上用力挟提，以加强针对性治疗作用。

133. 焦虑症患者如何拔罐治疗

拔罐疗法是一种以杯罐作工具，借热力排去其中的空气产生负压，使吸着于皮肤，造成瘀血现象的一种疗法。拔罐法治疗焦虑症，除了在精神上能给予患者一定的支持外，在实热证方面点刺法也有很好的疗效，可作为一种辅助治疗方法。

方法1：患者取坐位，先用三棱针点刺双侧期门、双侧风池穴和双侧肝俞穴，再取口径合适的玻璃罐，用闪火法拔在点刺穴位上5～10分钟，每天1次。用于肝气郁结型焦虑症患者。

方法2：患者取坐位，先用三棱针点刺双侧关冲、太冲，再点刺双侧肝俞穴和双侧阳陵泉后取口径合适的玻璃罐，用闪火法拔在点刺穴位上5～10分钟，每天1次。用于气郁化火型焦虑症患者。

方法3：患者取坐位，取口径合适的玻璃罐，用闪火法拔在内关、心俞穴位上5～10分钟，每天1次。用于心神不宁型焦虑症患者。

方法4：患者取坐位，先用三棱针点刺中脘、曲池，再点刺双侧足三里和双侧丰隆穴后取口径合适的玻璃罐，用闪火法拔在点刺穴位上5～10分钟，每天1次。用于痰热上扰型焦虑症患者。

方法5：患者取坐位，取口径合适的玻璃罐，用闪火法拔在三阴交、心俞、脾俞穴位上5～10分钟，每天1次。用于心脾两虚型焦虑症患者。

方法6：患者取坐位，先点刺太冲，再点刺双侧三阴交后取口径合适的玻璃罐，用闪火法拔在点刺穴位上5～10分钟，每天1次。用于阴虚火旺型焦虑症患者。

方法7：取上至大椎、下至会阳水平线内的膀胱经背俞穴，“虚者补之”按

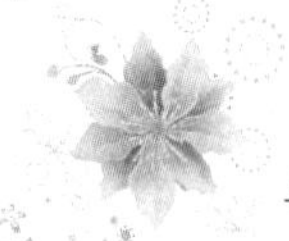

顺时针走罐，“实者泻之”按逆时针走罐，重者3圈，轻者2圈，每日1次，5次为一疗程。或取穴：心俞、膈俞、肾俞。先按摩，再拔罐20分钟。用于焦虑症伴有失眠的患者。

方法8：取心俞、肺俞、肾俞、命门穴，用梅花针叩刺后拔罐30分钟，起罐后再捏拿安宁穴（颈两侧上1/3，颈动脉搏动的后方1厘米处）。或者取曲池、大椎、陶道穴，采用单纯罐法，或针罐法，留罐8～10分钟。每日或隔日1次，10次为一疗程。用于焦虑症伴有烦躁的患者。

方法9：取劳宫、涌泉、神门、足三里穴，先按摩，再拔罐20分钟。用于焦虑症伴有惊恐的患者。

134. 焦虑症患者如何刮痧治疗

刮痧疗法是用边缘光滑的嫩竹板、瓷器片、小汤匙、铜钱、硬币、玻璃，或头发、苎麻等工具，蘸食油或清水在体表部位进行由上而下、由内向外反复刮动，用以治疗有关的疾病。本疗法是临床常用的一种简易治疗方法，流传甚久。由于本法治疗焦虑症无须药物，见效也快。

方法1：患者取坐位，先项丛刮、太阳刮，然后刮中府、膻中、足三里，用泻法，由轻到重，以刮至出现痧痕为度。用于肝气郁结型焦虑症患者。

方法2：先刮项丛刮、太阳刮、骶丛刮，再依次刮气海、三阴交，以刮至出现痧痕为度。用于气郁化火型焦虑症患者。

方法3：用刮痧法配以点揉法。先刮膻中、天枢、关元、间使，再点揉内关。每穴点揉3～5分钟，以有得气感止。用于心神不宁型焦虑症患者。

方法4：用刮痧法配以点刺法。先刮项丛刮，然后刮丰隆、足三里，以刮至出现痧痕为度。最后点刺合谷、曲池。用于痰热上扰型焦虑症患者。

方法5：患者取坐位，用刮痧法配以点揉法。先刮心俞、脾俞，点揉三阴交，然后刮血海、足三里，按同一方向刮至皮肤出现痧痕为度。用于心脾两虚型焦虑症患者。

方法6：患者取坐位，用刮痧法配以点揉法。先刮项从刮，再按揉大陵、太溪、太冲各2分钟，至皮肤出现痧痕为度。用于阴虚火旺型焦虑症患者。

方法7：用平补平泻法。先在脊柱及两侧（从大椎至长强穴）轻刮3行，肩井区轻刮1行，再重点刮背部膀胱经两条侧线与异常反应区，至出现痧痕为止，刮胸骨柄区，每日1次，10次为一疗程。用于焦虑症伴有心慌、心悸、胸闷的患者。

135. 焦虑症患者如何针刺治疗

针刺疗法是以中医理论为指导，运用针刺防治疾病的一种方法。采用针刺综合疗法治疗焦虑症效果明显，具有适应证广、疗效明显、操作方便、经济安全等优点，深受广大群众和患者欢迎。针刺疗法治疗焦虑症时，首先要对焦虑症患者进行系统脱敏治疗，让患者感到医生能完成接纳自己，在其全身肌肉完全放松、焦虑情绪逐渐降低的情况下，再进行针刺治疗。

方法1

取穴：肝俞、脾俞、神门、太冲、期门、足三里、阳陵泉。

施术：肝俞，针尖向上斜刺0.5～0.8寸；脾俞，针尖向下斜刺0.5～0.8寸；神门：直刺0.3～0.5寸；太冲，直刺0.5～0.8寸；期门，针尖向上斜刺0.5～0.8寸；足三里，直刺0.5～1.5寸；阳陵泉，直刺1～1.5寸。各穴行捻转针法，得气为度。留针30分钟，留针期间可再行针1～2次。用于肝气郁结型焦虑症患者。

方法2

取穴：印堂、百会、太冲、侠溪、安眠、内关、神门。

施术：患者闭目仰卧，穴位常规消毒后，取1寸毫针，左手捏提眉间皮肤，右手快速刺入百会、印堂穴，沿皮刺入0.5寸，捻转使局部有胀重感，行针1分钟；内关，直刺0.8寸，神门，直刺1.0寸；安眠，直刺0.8～1.2寸；太冲，直刺0.5～0.8寸，侠溪，直刺或斜刺0.3～0.5寸。各穴行捻转针法，以得气为度。留针

30分钟。用于气郁化火型焦虑症患者。

方法3

取穴：心俞、脾俞、内关、安眠、神门。

施术：心俞、脾俞针尖向下斜刺0.5～0.8寸；内关，直刺0.8寸；神门，直刺1.0寸；安眠，直刺0.8～1.2寸。各穴行捻转针法，以得气为度。留针30分钟。用于心神不宁型焦虑症患者。

方法4

取穴：四神聪、合谷、丰隆、脾俞、足三里、风池、曲池。

施术：四神聪，平刺0.5～0.8寸；合谷，直刺0.8～1寸；丰隆，直刺0.5～1.2寸；风池，针尖微下，向鼻尖方向斜刺1～2寸；脾俞，针尖向下斜刺0.5～0.8寸；足三里，直刺0.5～1.5寸；曲池，直刺1～1.5寸。各穴行捻转针法，以得气为度。留针30分钟。用于痰热上扰型焦虑症患者。

方法5

取穴：神门、心俞、三阴交、脾俞、安眠。

施术：心俞、脾俞针尖向下斜刺0.5～0.8寸；三阴交，直刺1～1.5寸；神门，直刺 1.0寸；安眠，直刺0.8～1.2寸。各穴行捻转针法，以得气为度。留针30分钟。用于心脾两虚型焦虑症患者。

方法6

取穴：大陵、太溪、太冲、神门。

施术：大陵，直刺0.5～0.8寸；三阴交，直刺1～1.5寸；神门，直刺1.0寸；太冲，直刺0.5～0.8寸；太溪，直刺0.5～1寸。各穴行捻转针法，以得气为度。留针30分钟。用于阴虚火旺型焦虑症患者。

方法7

取穴：人中、内关、神门、丰隆、涌泉。

配穴：失语，哑门、通里；吞咽困难，天突、廉泉；失明，睛明、光明。

施术：人中，向上斜刺0.3～0.5寸；神门，直刺1.0寸；内关，直刺0.8寸；

丰隆，直刺0.5～1.2寸；涌泉，直刺0.5～0.8寸。各穴得气后行捻转泻法，行针1分钟。留针30分钟，留针期间可再行针1～2次。用于焦虑症伴有脏躁的患者。

方法8

取穴：郄门、神门、心俞、巨阙。

配穴：心血不足，膈俞、脾俞、足三里；痰火内动，尺泽、内关、丰隆；水饮内停，脾俞、胃俞、三焦俞。

施术：郄门，直刺0.8～1.2寸；心俞、脾俞、三焦俞、胃俞，针尖向下斜刺0.5～0.8寸；神门，直刺1.0寸；巨阙，向下斜刺0.5～1.0寸；内关，直刺0.8寸；丰隆，直刺0.5～1.2寸；尺泽，直刺0.8～1.2寸；足三里，直刺0.5～1.5寸。各穴得气后行捻转泻法，行针1分钟。留针30分钟，留针期间可再行针 1～2次。用于焦虑症伴有惊悸、怔忡的患者。

方法9

取穴：神门、三阴交。

配穴：心脾亏损，心俞、厥阴俞、脾俞；心肾不交，心俞、肾俞、太溪；心胆虚怯，心俞、胆俞、大陵、丘墟；肝阳上扰，肝俞、间使、太冲；脾胃不和，胃俞、足三里。

施术：心俞、脾俞、三焦俞、胃俞、厥阴俞、胆俞，针尖向下斜刺0.5～0.8寸；神门，直刺1.0寸；三阴交，直刺1～1.5寸；太冲，直刺0.5～0.8寸；太溪，直刺0.5～1寸；足三里，直刺0.5～1.5寸；大陵，直刺0.5～0.8寸。各穴得气后行捻转泻法，行针1分钟。留针30分钟，留针期间可再行针1～2次。用于焦虑症伴有失眠的患者。

136. 焦虑症患者如何耳针治疗

耳针疗法泛指用针刺或其他方法刺激耳廓穴位以防治疾病的方法。通过望耳、触耳诊断疾病和刺激耳廓防治疾病的方法，在我国古代文献中早有记载。

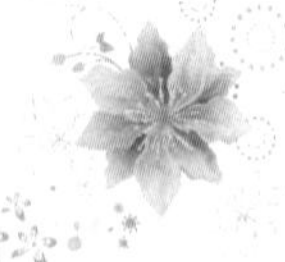

近30年来，我国进行了大量耳针疗法的临床实践，并用现代科学知识开展实验研究，逐渐形成了我国独具特色的耳针学术体系。耳穴刺激方法除传统的毫针针刺外，还有电刺激法、埋针法、放血法、注射法、磁疗法、耳夹法、药敷法、贴膏法、压丸豆法、激光法等20多种。耳针治疗焦虑症可采用下列方法。

取穴：神门、心、胃、脑点、内分泌、皮质下。

（1）毫针法：首先要定准耳穴。根据处方所列耳穴，在穴区内探寻阳性反应点，做好标记，作为施治的刺激点；然后要严格消毒。因为耳廓组织结构特殊，使用耳针法时，必须实施2次消毒法，即除了针具与医生手指消毒外，耳穴皮肤应该首先用2%碘酊消毒，再以75%乙醇消毒并脱碘；正确选用刺激方法，耳穴的刺激方法较多，应根据患者的病情、年龄、穴位、时令和环境等具体情况灵活选用。进针时，医生用左手拇指、示指固定耳廓，中指托着针刺部位的耳背，这样即可以掌握针刺部位的深度，又可以减轻针刺时的疼痛，用右手持针，在选定的反应点或者耳穴处进针。进针的方法有捻入法和插入法两种。针刺的深度应视耳廓局部的厚薄和穴位的位置而定，一般刺入2～3分即可达软骨，其深度以毫针能稳定而不摇摆为宜，但是不可以刺透耳廓背面的皮肤。刺激强度应根据患者的病情、体质、耐痛度而灵活掌握。针刺手法以小幅度捻转为宜，若患者的局部感觉强烈，也可不行针。留针时间一般为20～30分钟，疾病处于慢性期或者疼痛时留针时间可以适当延长，小儿因为难以配合，多不长时间留针。起针时，左手托住耳背，右手起针，并用消毒干棉球压迫针孔，以防出血，必要时再用 2%碘酒棉球涂搽1次，一般来说，急性期时两侧耳穴同用；慢性期时每次用一侧耳廓，两耳交替针刺，7～10次为一疗程，疗程间歇2～3天。用于各型焦虑症患者。

（2）埋针法：针刺入皮肤后，固定留置一定的时间，给皮肤以弱而长时间的刺激，可调整经络脏腑功能，达到防治疾病的目的。皮内针的针具有两种。一种呈颗粒型，或称麦粒型，一般长1厘米，针柄形似麦粒；一种呈揿钉型，或称图钉型，长0.2～0.3厘米，针柄呈环形。前一种针身与针柄成一直线，而后一种针身与针柄呈垂直状。针刺部位多以不妨碍正常的活动处腧穴为主，常用在耳穴上。具体使用方法：①颗粒式皮内针。用镊子夹住针柄，对准腧穴，沿皮下横向刺入，针身可刺入0.5～0.8厘米，针柄留于皮外，然后用胶布顺着针身进入的方向粘贴固定。②揿钉式皮内针。用镊子夹住针圈，对准腧穴，直刺揿入，然后用胶布固定。也可将针圈贴在小块胶布上，手执胶布直压揿入所刺穴位。使用时，左手固定常规消毒后的耳廓，右手用镊子夹住皮内针柄，轻轻刺入所选耳穴，再用胶布固定。一般埋患侧耳廓，必要时埋双耳，每日自行按压3次，每次留针3～5日，5次为一疗程。

137. 焦虑症患者如何用电针刺法治疗

电针刺法是用电针器输出脉冲电流，通过毫针作用于经络穴位以治疗疾病的方法，是毫针的刺激与电的生理效应的结合。电针刺法不但提高了毫针的治疗效果，而且扩大了针灸的治疗范围。目前我国普遍使用的电针仪均属脉冲发生器类型，比较通用的有：G6805型电针仪和WQ1002韩氏多功能治疗仪。以G6805型治疗仪为例：基本结构由电源、方波发生器、控制部分、脉冲主振部分和输出电路所组成。在极短时间内出现电压和电流的突然变化（电量的突然变化）构成电的脉冲，脉冲电对机体产生电的生理效应起治疗作用。治疗仪可以精确选择脉冲电波型和刺激强度，维持较长时间针感，减少手法捻转的工作量，普遍为病者所接受。

选穴：同针刺疗法。通常选取身体同侧的两个穴位。

施术：电针治疗仪在使用前必先把强度调节旋钮调至零位，再将每对输出的2个电极分别连接在2根毫针上。通电后逐渐增加电流强度，以患者耐受为度。通常疼痛较剧烈可选快频率的密波，能降低神经应激功能，止痛效佳，普通焦虑症发作可选疏密波。每日或隔日治疗1次，急性期可每日电针2次。

电针器使用前必须检查性能是否良好，输出是否正常；调节电流应仔细，开机时应逐渐从小到大，切勿突然增大，以免发生意外；靠近脑干、脊髓等部位使

用电针时，电流量宜小，不可过强刺激；应保证毫针的导电性；年老、体弱、醉酒、饥饿、过劳等，不宜电针。

138. 焦虑症患者如何用刺络放血治疗

刺络放血疗法即用三棱针在怒张的浅表静脉血管刺出血的一种方法。本法对一切以痛为主的病症有特效。本法取得疗效的关键是刺血量要大。刺络放血疗法多用于焦虑症辨证为火证、实热证的情况，通过放血以达到祛火泻热的作用。

取穴：同针刺疗法。通常较常用的有印堂、太阳、膈俞。

施术：多选用三棱针进行操作。三棱针及放血部位都要进行常规消毒。①点刺法：先推按被刺穴位处，使血液积聚于针刺部位，左手拇、示、中三指夹紧被刺部位，右手持针，对准穴位快速刺入1～2分深，随即将针退出，轻轻挤压针孔周围，使出血少许，然后用消毒棉球按压针孔。②散刺法：这是对疼痛局部周围进行点刺的一种方法，由病变外缘呈环形向中心点刺，以消除瘀血或水肿。③挑刺法：将针横向刺入穴位皮肤，挑破皮肤0.2～0.3厘米，然后再深入皮下，挑断皮下白色纤维组织，以挑尽为止。术后碘酒消毒，敷上无菌纱布，胶布固定。

139. 焦虑症患者如何用皮肤针刺法治疗

皮肤针刺法是丛针浅刺法，由多支不锈钢短针集成一束，叩刺人体体表一定部位，以防治疾病的一种方法。皮肤针是多针浅刺的专门针具。因其刺激轻微，仅及皮肤，又有“梅花针”“七星针”“罗汉针”之分。市售小锤式皮肤针，以其装置的针数不同，分别称为梅花针（5枚）、七星针（7枚）和丛针（针数不限）。另滚刺筒和刷帚针亦属此类。使用时以腕力弹扣刺激部位。治疗时，手持细柄，用针尖在一定部位的皮肤上扣打。运用皮肤针叩刺人体一定部位或穴位，激发经络功能，调整脏腑气血，以达到防治疾病目的。《素问·皮部论》说："凡十二经脉者，皮之部也。是故百病之始生也，必先于皮毛。"说明十二皮部与经络、脏腑的密切联系，运用皮肤针叩刺皮部可激发、调节脏腑经络功能，以达到防治疾病的目的。

皮肤针刺法治疗焦虑症患者一般选取梅花针或七星针，针尖要求不可太锐，全束针尖要平齐，防止偏斜、钩曲、锈蚀和缺损。操作前针具必须用乙醇棉球消毒或者选用一次性无菌针具。

操作部位为脊柱两旁（0.5～3寸）、骶部及头颞区。针尖对准叩刺部位，使用手腕之力，将针尖垂直叩打在皮肤上，并立刻弹起，反复进行。视患者体质及耐受情况，选用强弱适中的刺激度进行叩刺，使局部皮肤略见潮红即可。

140. 焦虑症患者如何艾灸治疗

艾灸疗法简称灸法，是运用艾绒或其他药物在体表的穴位上烧灼、温熨，借灸火的热力以及药物的作用，通过经络的传导，以起到温通气血、扶正祛邪，达到防治疾病的一种治法。艾灸治疗焦虑症，主要在于协调阴阳，扶正祛邪，同时疏通经络、沟通表里，使气血能运行通畅，维持正常的生理功能。艾灸疗焦虑症多用于虚证。因艾灸的温热补益作用较强，故不适宜于肝火旺盛而致的热证。如焦虑症辨证为心脾两虚型，可使用艾灸治疗。

方法1

取穴：心俞、肾俞、神门、足三里、三阴交。

施术：一般选用艾条温和灸，每个穴位灸5～10分钟，使局部红热，每天睡前1次。可起到调胃和中、益气强壮、养心宁心的作用。

方法2

取穴：神阙、心俞、三阴交、脾俞。

施术：①艾条温和灸，艾条火头距离穴位3厘米左右进行熏烤，使火力温和缓慢透入穴下深层，皮肤可有温热舒适而无灼痛感。每次选4～5穴，每穴灸

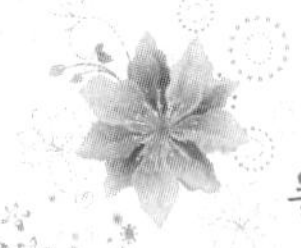

10～15分钟，至皮肤稍起红晕即可。每日灸1次，5～7次为一疗程。②艾炷无瘢痕直接灸，将施灸穴位涂敷少许凡士林油以黏附艾炷，用中小艾炷，放小艾炷点燃，皮肤感到灼痛时即扫除艾炷，更换新的续灸，连灸3～7壮，穴下皮肤充血红晕为度。③艾炷隔姜灸，穴上放2毫米厚的姜片，中穿数孔，姜片上放艾炷，每次选3～5穴，每穴灸3～10壮，每日或隔日1次，7～10天为一疗程。

八、如何预防焦虑症

141. 如何远离焦虑情绪

（1）别在办公室吃午餐。社会节奏快，许多上班族不得不在办公室吃午餐。但研究表明，在办公桌前吃午餐会让人紧张、缺乏创造力。所以，建议上班族一定要到食堂或餐馆吃午饭，这反而会提高下午的效率。

（2）别把体重看太重。体重增加会让很多人不开心，但许多研究表明，微胖是健康又有魅力的身材。日本一项研究显示，40岁时体重稍微超标的人能多活6～7年；英国一项调查发现，87%的男人更喜欢曲线优美、丰满圆润的女性。所以，别再为体重问题烦恼了。

（3）休息时离手机远点。到公司突然发现没带手机，这是许多人的“噩梦”。2012年的一项研究显示，73%的美国人会因手机没在身边而焦虑。因此，不妨试着远离手机这个“焦虑源”，尤其是在休息的时候。其实，读本书，看个电影，做手工，甚至做顿饭，都比玩手机更愉悦，工作时效率也会提高。

（4）想吃啥就吃啥。许多人听朋友说吃素好，自己就一口肉都不吃。可吃不到想吃的东西，心里会纠结、郁闷。每个人的饮食习惯不同，别人的菜谱不一定适合你。现代心理学认为，想吃的就是身体需要的。因此，别听朋友的建议，想吃啥就吃啥。当然，记住别过量。

（5）少跟旁人比较。美国前总统西奥多•罗斯福曾说过：“比较是偷走快乐的贼。”许多人过得不错，但与旁人一比，看到同学买车了，同事买房了，就心存烦恼。每个人的生活节奏不同，而且风光的背后总有难念的经。因此，停止跟人比较，自己过得好才是真的好。

（6）收拾好办公桌。美国普林斯顿大学神经科学研究所发现，桌子上到处都是文件，会让人无法集中精力，感觉更累。美国明尼苏达大学的科学家发现，办公桌整洁的人更慷慨、更健康。因此，不妨把办公桌收拾整洁。

（7）让一切“刚刚好”。希望事事做到最好往往给自己增加压力。但这种态度会影响创造力，增加自我怀疑和焦虑。因此，让一切都做到“刚刚好”，也就是中国人讲求的“中庸”，才是成功者的境界。

（8）好好享受年假。研究表明，休年假能缓解上班族的压力，提高生活质量和整体幸福感。因此，在新的一年里，充分利用好你的休假时间，好好整理一个休假计划，给大脑充充电。

（9）及时处理工作邮件。周末过后，打开邮箱，看到大量未读邮件，难免让人焦虑。美国加利福尼亚大学的一项研究显示，节假日时关注电子邮箱，并及时处理一部分邮件，可以减轻压力，同时让你成为一个高效的员工。

（10）平衡好工作与生活。每个人都不是不食人间烟火的神仙，难免有各种琐事。比如家里水管漏了，但维修工只能工作日上门，这会让人没心思上班，烦躁不安，甚至可能把手头的工作搞砸。管理心理学家提示，老板不妨设置灵活的工间假，采用合理调休的方式让员工有时间处理这些必要的事务。这样既不影响工作时长，还能培养出一批更快乐、健康、忠诚的员工。

142. 日常生活中预防焦虑症的方法有哪些

（1）肯定自己。当焦虑袭来时，可以反复地告诉自己，“没有问题”“我可以对付”“我比别人行”等，这样可使自己渐渐消除呼吸加快及手冒冷汗的本能反应，使自己的智能反应逐渐表现出来。这是预防焦虑症的好方法之一。

（2）增加自信。自信是预防焦虑症的前提，一些对自己没有自信心的人，对自己完成和应付事物的能力是怀疑的，夸大自己失败的可能性，从而忧虑、紧张和恐惧。应该相信自己每增加一次自信，焦虑程度就会降低一点，恢复自信，也就是最终驱逐焦虑。

（3）深呼吸。面临情绪紧张时，不妨做深呼吸，有助于舒解压力消除焦虑与紧张。当自己感到焦虑时，脉搏加速，呼吸也加快。而深呼吸可以迫使自己减缓呼吸速率，使身体相信焦虑已过去。正确的腹部呼吸是在一吸一呼时，腹部将随之一起一伏。

（4）听音乐。当一个人感到紧张、焦虑、恐惧时，可以选择一首自己喜欢的音乐，不论选择什么乐曲，只要听了之后能感觉轻松愉快就行了。使自己安静下来，躺在床上，或稳稳坐在椅子上，将音响音量调好，闭上眼睛，此刻心中不要再想任何烦恼的事，集中精力听音乐。

（5）思想积极。预防焦虑症要保持心理稳定，不可大喜大悲。“笑一笑十年少，愁一愁白了头”“君子坦荡荡，小人长戚戚”，要心宽，凡事想得开，要使自己的主观思想不断适应客观发展的现实。不要企图让客观事物纳入自己的主观思维轨道，那不但是不可能的，而且极易诱发焦虑、抑郁、怨恨、悲伤、愤怒等消极情绪。

143. 上班族节前如何预防焦虑发生

上班族对节日的兴奋以及对工作的倦怠属正常现象，他们平时生活节奏快、工作压力大，节日长假可以带来短暂的放松缓冲，又可以见到久未见面的亲戚朋友，因而对节日都有美好的期待和憧憬。但有的人怕回家被问工作、怕回家被絮叨谈对象的事、怕囊中羞涩出手不阔绰被朋友取笑而产生消极情绪，这些情绪会在节前显现出来，造成懈怠和焦虑。

因此，上班族要调整好心态，在单位中，一个人出现这种状态，很容易传染

给同事，影响整体工作，所以大家最好能在同事和朋友中多沟通，从他们那里得到宝贵的意见建议，或在微信群或微博里倾诉烦恼，获得朋友或博友的关注和理解，另一方面，充实强大自己的内心，不因自己的外在条件差而否定自己，适度控制节前的焦虑，保持正常的工作生活节奏。其次，合理安排假期，适度安排休息和娱乐，做到顺其自然过好假期，也能在节后调整到最佳的工作状态。

144. 身体无端疼痛时如何预防焦虑症

每个人都有可能因为工作学习压力大，精神紧张，患上焦虑症的人明显增加。有的表现为躯体化症状，去医院检查却确诊不出患了什么病，严重影响了正常的工作和生活。任何焦虑症的发生都是有原因的，因此远离焦虑症，要善于管理不良情绪，缓解应激心理。

学会正确思考，改变对挫折压力的看法。认识到压力是前进的动力，对自己的期望值不要太高，去摘跳一下就能拿到的果子。

每天集中精力几分钟。比如现在的工作就是把这份报告打好，其他的事情一概抛在脑后，不去想。在工作间隙，你也可以花上20分钟时间放松一下，仅仅是散步而不考虑你的工作，仅仅专注于你周围的一切，比如你看见什么，听见什么，感觉到什么，闻到什么气味等。

说出或写出来你的担忧，记日记，或与朋友谈一谈，至少你不会感觉孤独而且无助。美国医学专家曾经对一些患有风湿性关节炎或气喘的人进行分组，一组人用敷衍塞责的方式记录他们每天做过的事情；另外一组被要求每天认真写日记，包括他们的恐惧和疼痛。结果发现：后一组的人很少因为自己的病而感到担忧和焦虑。

不管你有多忙碌，一定要锻炼。研究发现，经过30分钟的踏脚踏车锻炼后，被测试者的压力水平下降了25%。上健身房，快走30分钟，或者在起床时进行一些伸展练习都行。

放慢说话的速度。也许你每天的桌上摆满了要看的文件，你要应付形形色色的人，说各种各样的话。那么你一定要记住，尽量保持乐观的态度，放慢你的速度。

不要太严肃。不妨和朋友一起说个小笑话，大家哈哈一笑，气氛活跃了，自己也放松了。事实上，笑不仅能减轻紧张，还有增进人体免疫力的功能。

不要让否定的声音围绕自己。老板也许会说你这不行那不行，实际上自己也是有着许多优点的，只是老板没发现而已。

至少记住今天发生的一件好事情。不管你今天多辛苦，多不高兴，回到家里，都应该把今天的一件好事情同家人分享。

145. 如何避免婚前焦虑症

婚前焦虑症是对自身及其配偶所形成的关系的担忧和顾虑，害怕和担心婚姻以及家庭方面的压力，包括潜意识存在的，和现实客观存在的方方面面。婚前焦虑症一般都是社会因素和自身或家庭因素所引起的恐慌，不知道如何面对婚姻，是缺乏生活经验或没有做好开始婚姻生活的准备工作的表象。只要合理对待，不退缩，正确面对婚姻关系，婚姻焦虑是可以被消除或削弱的。

婚姻对于夫妻双方而言是一个约定，也有约束成分，通常情况下，男人既渴望稳定的婚姻生活，同时也对这种约束心存担忧，与女人相比，男性心底更渴望自由，虽然他不一定要具体做什么，但当这种自由受到威胁时，逆反心理就会起作用。

谈婚论嫁到了婚前最后一个阶段时，或许是最值得书写的一个时段，它比婚礼举行的那一刻来得细腻复杂，有太多对未知的憧憬，有太多对过往的释怀。

紧张、焦虑、恐惧情绪却在此时常常困扰着新人，心理素质不好的新人在有了某些不良躯体反应后往往还会产生逃婚的念头。心理学家称，新人会出现这种恐惧反应，其实是婚前焦虑症的症状表现。

和别人进行攀比，怎么看自己找的对象也没有别人的好，这也是正常的心理，但还是说明没有做好结婚的准备。

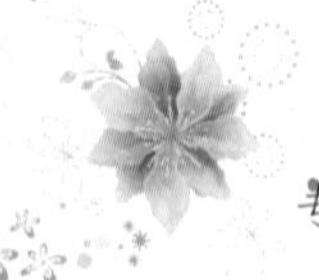

现实生活中，有关婚前焦虑症的表现还有很多。婚前焦虑症不仅会影响新人的身心健康，严重者还有自杀的可能。因此，及早发现婚前焦虑症的表现并及时调节制止，是有效避免悲剧发生。

随着社会关系的日益复杂，婚姻关系在合法化、自主化的同时也走向脆弱化，因此婚姻焦虑是不可避免的趋势。怎样面对婚姻是现代年轻人以及想结婚人士需要克服的心理因素。

面对复杂的社会环境，只有保持对婚姻清楚的认识，保持良好的婚姻态度去面对婚姻，处理好婚姻前的家庭及其自身配偶的种种可能造成焦虑的问题。现代人活得并不轻松，这种情况本就容易诱发许多疾病。再加上离婚率的不断增高，新人的压力也随之变得更大。婚前焦虑症是对婚姻生活的过度担心所造成的，而这些担心有的是非常没有必要的。对自己保持信心，对生活保持乐观，相信婚前焦虑症是可以避免的。

146．准妈妈如何避免产前焦虑症

约98%的孕妇患有产前焦虑，主要是担心孩子的身体健康，和本身孕妇的生理的变化导致心理的变化而出现的精神疾病。①担心孩子出生后，自己的职业受到影响或家庭经济压力加大，而产生焦虑。②城市女性大多是初产妇，缺乏对生产的直接体验。从电视，报刊等媒体上又耳闻目睹了许多他人生产的痛苦经历，考虑到自己也将经历此过程，心中不免焦虑。③怕孩子畸形。虽然做过多次检查但检查毕竟是通过机器和各种化验，有些胎儿存在健康问题不能查出，产妇对此焦虑，怕生个不健康的宝宝。④对胎儿性别的忧虑。城市人对生男生女大多能正确看待。但在人的潜意识里仍有某种对胎儿性别的好恶，或家人对生男生女比较在意。不知胎儿性别心中不免打鼓。⑤患有妊娠高血压综合征、妊娠合并心脏病等产前并发症的产妇，由于自身健康存在问题，同时也怕殃及胎儿，因此也易焦虑。那么产前焦虑症怎么应对呢?

（1）家庭方面：在妊娠最后阶段，孕妇常表现为心理依赖性强，希望寻求保护，引起他人重视。这种反应并非娇气，而是一种正常的心理反应。孕妇可能会喋喋不休，这是宣泄不良情绪的合理渠道。此时丈夫要理解妻子情绪上的波动，耐心倾听妻子诉说，给予妻子精神上的鼓励和安慰，打消其心中顾虑，特别是在孩子的性别上不要给妻子施加压力。腹壁紧绷会给孕妇造成多种不适，丈夫可在晚间为妻子轻抚腹部，一方面是与尚未谋面的宝宝交流，另一方面又减轻了妻子的不适，使妻子依赖心理得到满足，焦虑情绪得到改善。孕妇的母亲、婆婆最好也能现身说法让孕妇了解生产的全过程，做到心中有数。

（2）自我调节：①要纠正对生产的不正确认识。生育能力是女性与生俱来的能力，生产也是正常的生理现象，绝大多数女性都能顺利自然地完成，如存在些胎位不正、骨盆狭窄等问题、现代的医疗技术也能顺利地采取剖宫产的方式将婴儿取出最大限度地保证母婴安全。②孕妇应学习有关知识，增加对自身的了解，增强生育健康宝宝的自信心。③有产前并发症的孕妇应积极治疗并发症，与医师保持密切关系，有问题时及时请教保持良好情绪。④和一些妈妈们交流一下，讨教一些经验。

147. 如何防止创伤后应激障碍的发生

创伤后应激障碍发生的必要条件是经历创伤性事件，因此，其预防首先是防止创伤性事件的发生，但实际上创伤性事件的发生有时是防不胜防的。但我们可以在创伤性事件发生时及之后，及时通报有关事件的情况，进行有效的心理健康教育和心理疏导。创伤事件后公共卫生的社会支持在预防创伤后应激障碍的发生方面起着极其重要的作用。同时，及时、实际、有效的灾后干预能够减缓创伤性经历的不良心理影响，降低创伤后应激障碍的发生率。还可以对高危人群加强社会支持，对出现急性应激反应的受害者进行心理干预，避免创伤后应激障碍的发生。

148. 如何预防女性焦虑症

正确学会陶冶情操、调节情绪，能有效预防焦虑症的发生，尤其是那些性情急躁或性格内向的女性，要不断克服性格上的弱点，学会与周围的人和睦相处，提高处理复杂事物的能力。心态平和与处事不惊是预防焦虑发生的有效手段。

（1）心理调节：在心理医师的指导下，充分认识到焦虑症产生的原因和背景，学会转移或化解精神压力。与亲人和朋友的思想交流或调节休假日的生活，也能在很大程度上减轻精神负担和焦虑。

（2）饮食调节：焦虑症患者饮食上应有所注意。一般对有消化道症状的患者来说，应该合理安排生活，防止暴饮暴食或进食无规律，以免增加胃肠道负担，加重症状。对有明显焦虑症状的患者来说则应远离有刺激性的烟酒、浓茶、咖啡、辛辣性食物等，因为它们能引起交感神经兴奋、心跳加快、心脏期前收缩等，使已有的症状更突出。进食后不要马上休息。对于腹胀、便秘者，也可以服用助消化和通便的药物。

（3）药物调节：这是目前治疗焦虑的主要手段，如果与上述方法联合使用，常可以控制症状、缩短疗程。在临床上常用的药物属抗焦虑药，主要作用是能明显改善情绪、对抗焦虑。此类药物需要在医师的指导下使用，不得滥服。

149. 如何预防老年期焦虑症

老年期焦虑与性格有密切关系，因此培养健全的人格、开朗的性格，是非常重要的，通过培养多种兴趣爱好，改善人际交往，以克服性格中的不稳定性及易焦虑紧张的特点。老年期焦虑与患者原来受到的应激也有密切的关系。因此，尽可能给老年人安排舒适、轻松和睦的家庭环境，避免家庭成员间的冲突与不和。多留一些时间陪老年人看电视、听音乐、逛街、打麻将，让其尽享天伦之乐，从而远离焦虑。预防老年期焦虑症可以采取以下措施。

（1）进行放松训练，通过各种固定的训练程序，反复练习，达到全身放松。

（2）参加体育锻炼、文娱活动，以及我国的太极拳、印度瑜伽等，使自己置身于健康之中，转移注意力，从而减轻病态的体验。

（3）服药对控制焦虑发作和惊恐发作效果较好，一定要坚持服药。

（4）学习疾病的有关知识。改正自己错误的认知，增强战胜疾病的信心和决心。